国家卫生和计划生育委员会"十二五"规划教材
全国高等医药教材建设研究会"十二五"规划教材
全国高职高专院校教材

供临床医学专业用

医学伦理学
实训及学习指导

主　编　颜景霞　王柳行

副主编　夏　曼　高玉萍　杨石麟

U0322669

编　者（以姓氏笔画为序）

王柳行（吉林医药学院）

王　萍（长春医学高等专科学校）

杨石麟（益阳医学高等专科学校）

赵丽娜（沧州医学高等专科学校）

赵　炎（山东医学高等专科学校）

高玉萍（山西医科大学）

夏　曼（南阳医学高等专科学校）

傅伟韬（吉林医药学院）

颜景霞（大庆医学高等专科学校）

人民卫生出版社

图书在版编目（CIP）数据

医学伦理学实训及学习指导 / 颜景霞，王柳行主编. —北京：人民卫生出版社，2014

ISBN 978-7-117-19066-4

Ⅰ. ①医… Ⅱ. ①颜…②王… Ⅲ. ①医学伦理学－高等职业教育－教学参考资料 Ⅳ. ①R-052

中国版本图书馆 CIP 数据核字（2014）第 111974 号

人卫社官网	www.pmph.com	出版物查询，在线购书
人卫医学网	www.ipmph.com	医学考试辅导，医学数据库服务，医学教育资源，大众健康资讯

医学伦理学实训及学习指导

主　　编：颜景霞　王柳行

出版发行：人民卫生出版社（中继线 010-59780011）

地　　址：北京市朝阳区潘家园南里 19 号

邮　　编：100021

E - mail：pmph @ pmph.com

购书热线：010-59787592　010-59787584　010-65264830

印　　刷：三河市潮河印业有限公司

经　　销：新华书店

开　　本：787×1092　1/16　印张：11

字　　数：275 千字

版　　次：2014 年 7 月第 1 版　2019 年 1 月第 1 版第 3 次印刷

标准书号：ISBN 978-7-117-19066-4/R·19067

定　　价：22.00 元

打击盗版举报电话：010-59787491　E-mail：WQ @ pmph.com

（凡属印装质量问题请与本社市场营销中心联系退换）

　　为了适应我国高职高专临床医学教育改革与发展的需要，全国高职高专临床医学专业规划教材《医学伦理学》(第一版)进行了修订再版，《医学伦理学实训及学习指导》是《医学伦理学》的配套教材。目的在于帮助学生在学习《医学伦理学》教材后复习、巩固、理解和应用所学理论，全面、系统地掌握《医学伦理学》的主要内容，更好地指导实践。

　　本书包括十二章，每章体例由学习要点、内容要点、练习思考题和参考答案四部分组成，书后附有临床执业助理医师考试——医学伦理学考纲要求、考点纵览及考题解析。学习要点和内容要点是对教材内容的梳理和提炼，旨在帮助学生系统地把握学习内容；练习思考题是围绕学习要点帮助学生巩固消化基础知识、重点和难点内容。题型包括选择题(A1 型、A2 型、B1 型)、思考题和案例分析题三种题型，紧扣教材内容，一章一练，对每章的内容采用多角度，不同形式进行练习训练，力求使学习者及时、系统、全面地掌握学习内容。参考答案是帮助学习者检查对照学习情况的。书后附有临床执业助理医师考试——医学伦理学考纲、考点及考题，是为学生提供学习和应试指南，使学生在学习过程中能够关注和适应执业考试要求。

　　本书内容要点精炼，条理清晰。练习思考题紧扣教材，联系临床实际，采用执业助理医师考试题型，习题内容覆盖面广，题量大，考查充分、全面，由浅入深，循序渐进，既方便教师的教学使用，也可以用于学生自学，还可以作为高职高专临床医学生参加临床实践和执业考试的参考书。

　　编写人员均是长期从事医学伦理学教学的教师、专家，编写过程中付出了心血和劳动，在这里一并表示感谢。

　　由于时间和水平所限，书中错误在所难免，恳请读者批评指正。

颜景霞　王柳行

2014 年 4 月

目 录

第一部分　实训指导

第二部分　学习指导

第一部分 实训指导

实训项目一：医学道德在医疗实践中的作用

【目的】

培养学生初步形成医学伦理理念，深刻认识医德在医疗实践中的重要作用，在今后的医疗实践中自觉地用医德约束自己的行为，努力成为医德高尚的好医生。

【准备】

1. 材料　教材、实训指导、录像（医生要以德为先、医德医风警示录）。
2. 学生　准备好纸笔，并事先阅读相关内容。
3. 场所　教室。
4. 时间　1学时。

【方法与过程】

观看医生要以德为先、医德医风的警示录，分组讨论医学道德的作用和学习医学伦理学的意义。

1. 教师带领学生复习第一章绪论的相关内容。
2. 观看录像，然后教师就医学道德的作用和学习医学伦理学的意义作出提示。
3. 6个人一组，按教师的提示进行小组讨论。要求：
(1) 讨论目前医疗实践中医德失范现象；
(2) 讨论医德对于改善医风和医患关系的作用；
(3) 讨论要想成为一名好医生要从哪些方面提高素养。
4. 由学生代表讲述讨论结果。

【小结】

教师就讨论情况和结果提出总结性意见，让学生从认识层面上认识到医德对一位医生的价值作用。让学生就自己的体会写一篇感悟。

（傅伟韬）

实训项目二：以患者为中心的沟通模式在临床实践中的应用

【目的】

树立以人为本的思想，学会将"以病人为中心"的理念应用到临床医患沟通中。

【准备】

1. 材料　教材、实训指导、案例。
2. 学生　准备好纸笔，并事先阅读相关内容。
3. 场所　教室。

4．时间 1学时。

【方法与过程】

1．教师就医学伦理学理论原则进行简要的讲述,以便让学生明晰。

2．角色扮演：教师课前提供案例,安排两组同学提前准备,分别扮演医生和患者,同一种诊疗病例运用"医生为中心"和"患者为中心"两种不同的沟通模式。

3．讨论：6个人一组,按教师的要求进行小组讨论。要求：

(1) 体会临床沟通需要一定的技巧,如何提问,如何倾听,如何平复患者激动的情绪等；

(2) 对比两种沟通的效果；

(3) 讨论临床医疗工作为什么要"以病人为中心"及其理论依据。

4．由学生代表发言,给出讨论结果。

【小结】

1．教师针对学生小组讨论的情况给予指导。

2．教师总结讨论情况。

(颜景霞)

实训项目三：医疗人际关系理论的临床应用

【目的】

树立正确的医疗人际关系理念,了解并正确地对待紧张的医患关系,学会处理并缓解医患纠纷。

【准备】

1．材料 教材、实训指导、录像(2014年3月10日《焦点访谈》问计两会：改善医患关系重在治本。

2．学生 准备好纸笔,并事先阅读相关内容。

3．场所 教室。

4．时间 1学时。

【方法与过程】

学生通过观看《焦点访谈》问计两会：改善医患关系重在治本,分组讨论如今医疗人际关系存在的问题。

1．教师带领学生复习第四章中医疗人际关系的相关内容。

2．观看录像,教师就医疗人际关系在医疗活动中的意义作出提示。

3．10个人一组,按教师的提示进行小组讨论。要求：

(1) 讨论如今医疗人际关系存在的问题；

(2) 讨论医患关系紧张的原因；

(3) 讨论如何缓解医患关系。

4．由学生代表发言,给出讨论结果。

【小结】

1．教师针对学生小组讨论的情况给予指导,可以参与其中的一个小组。

2．教师总结讨论情况。

实训项目四:临床诊断治疗伦理

【目的】

用情景模拟法和角色扮演法,让学生设身处地地了解临床诊疗的基本伦理要求,将临床诊疗的基本伦理要求切实体现在临床诊疗的实践中。

【准备】

1. 材料 教材、实训指导。

2. 学生 提前自己撰写剧本。

3. 场所 教室(实训室)。

4. 时间 1学时。

【方法与过程】

1. 教师指导学生就第五章中有关临床诊疗伦理的相关知识点做重点复习。

2. 活动实施过程

(1) 根据学生所学专业(如医学或药学专业)设计临床诊疗的情境。

(2) 将学生平均分为两组,一组学生扮演医务人员,另一组学生扮演患者。

(3) 在所设计情境中,由"患者"和"医务人员"共同完成临床诊疗的活动过程。

(4) 讨论在上述过程中,哪些情境体现了临床诊疗伦理的基本要求。

【小结】

1. 教师就讨论情况和结果提出总结性意见。

2. 学生在自评的基础上,由教师总结活动及讨论情况。

(王　萍)

实训项目五:护理伦理在临床中的应用

【目的】

让学生树立正确的护理道德观,将护理道德要求运用到临床医疗实践中。

【准备】

1. 材料 教材、实训指导、视频(护士长日记)。

2. 学生 准备好纸笔,并事先阅读相关内容。

3. 场所 教室。

4. 时间 1学时。

【方法与过程】

1. 教师指导学生复习第六章护理伦理的主要内容,熟悉各种护理道德要求。

2. 观看视频,让学生了解护理道德在临床应用中的意义。

3. 6个人一组,按教师的提示进行小组讨论。要求:

(1) 讨论护理伦理的意义及作用;

(2) 讨论各种护理道德在临床应用中的重要性;

(3) 讨论临床医疗工作如何树立正确的护理职业道德观。

4. 由学生代表发言,给出讨论结果。

【小结】

1．教师就讨论情况和结果提出总结性意见。

2．教师总结讨论情况。

（赵　炎）

实训项目六：社区疾病防治健康教育实施计划的制订

【目的】

树立学生服务于基层卫生工作的思想，掌握社区健康教育计划制定的方法，理论联系实践，全心全意为人民群众的健康服务。

【准备】

1．材料　教材、实训指导、参考书。

2．学生　准备好纸笔，事先阅读相关内容，并到社区进行走访调查。

3．场所　教室。

4．时间　1小时。

【方法与过程】

1．教师带领学生复习第七章的主要内容，熟悉健康教育的任务。

2．6个人一组，按老师的要求讨论并制订计划。要求：

（1）计划制订的背景（任选一种常见疾病）。

（2）总体目标和具体目标。

（3）实施方法包括：①目标人群；②教育内容；③教育形式；④日程安排。

（4）效果评价。

3．小组代表汇报结果。

【小结】

1．教师就讨论情况和结果提出总结性意见。

2．教师对各组制订的计划进行总结。

（杨石麟）

实训项目七：认识医学科研伦理要求的必要性

【目的】

使学生能够意识到医学科研中存在的严重的伦理问题，学会自觉地运用医学科研伦理原则进行科研活动。

【准备】

1．材料　教材、实训指导、录像《一寸河山一寸血——死亡工厂 731》。

2．学生　准备好纸笔，并事先阅读相关内容。

3．场所　教室。

4．时间　1学时。

【方法与过程】

带领学生观看《一寸河山一寸血——死亡工厂 731》。

1．教师带领学生复习第九章。

2．观看录像，然后教师就医学科研的伦理意义作出提示。

3．6个人一组，按教师的提示进行小组讨论。要求：

（1）讨论医学科研伦理的意义；

（2）讨论医学科研伦理原则的必然性；

（3）讨论医学科研活动中如何贯彻医学科研伦理原则。

4．由学生代表发言，给出讨论结果。

【小结】

教师就讨论情况和结果提出总结性意见。

（高玉萍）

实训项目八：认识医学伦理教育的意义

【目的】

让学生在心目中初步树立良好的医德医风观念，以便将来在医疗工作实践中更好地履行医德义务。

【准备】

1．材料　教材、实训指导、录像（良好的医德行为案例）。

2．学生　准备好纸笔，并事先阅读相关内容。

3．场所　教室。

4．时间　1学时。

【方法与过程】

学生观看良好的医德行为案例后，进行分组讨论。

1．教师带领学生复习第十二章医学伦理教育的相关内容。

2．观看录像，然后教师针对医学伦理教育在医疗实践活动中的意义作出提示。

3．5个人一组，按教师的提示进行小组讨论。要求：

（1）讨论医务人员具备人文精神的重要性；

（2）讨论如何养成良好的医德行为和习惯；

（3）讨论在临床医疗工作中如何更好地履行医德义务。

4．由学生代表发言，给出讨论结果。

【小结】

教师就讨论情况和结果提出总结性意见。

备注：教师授课时可以播放录像，让学生从良好的医德行为案例中感受榜样示范的力量。也可由学生或教师根据自己或亲人在求医活动中的经历，制作情景剧并表演，然后进行讨论。方法及步骤与本实训相同。

（夏　曼）

第二部分 学习指导

第一章

绪 论

 学习要点

1. 掌握：医学道德的特点；医学伦理学研究对象、内容；学习意义。

2. 熟悉：医学道德的作用；医学伦理学的主要任务和新进展；医学伦理学的学习方法。

3. 了解：道德的要素、特征；职业道德的特征；伦理学的价值和意义。

4. 学生能够认识到，一个医务人员或医学生要达到人格的自我完善，使自己成为德才兼备，服务于社会的医学人才，除专业素质之外，还必须努力学习和研究医学伦理学。

第一节 道德、职业道德、医学道德

一、道德

（一）道德的概念

道德是人类社会的一种重要的意识形态，是由人们在社会生活实践中形成并由经济基础决定的，是依靠社会舆论、传统习俗和人们的内心信念，以善恶评价的方式来调节人与人、人与社会、人与自然之间关系的心理意识、原则规范、行为活动的总和。

（二）道德的要素

道德是由道德意识、道德规范和道德活动构成的有机整体。道德活动是形成一定道德意识的基础，道德规范集中体现了道德意识和道德活动的统一。

（三）道德的特征

1. 阶级性与全民性的统一 道德总是阶级的道德，不过阶级道德中或多或少包含着全民道德的成分，即道德的阶级性与全民性是统一的。

2. 变动性与稳定性的统一 道德变动性中蕴含着相对的稳定性；稳定性中孕育着变动

性,传承中有发展并不断地完善,道德的变动性与稳定性是辩证统一的。

3．自律性与他律性的统一　对于一个人来说,道德自律是基础,他律是条件,缺一不可,道德的自律性与他律性是统一的。

4．现实性与理想性的统一　道德的现实性是道德理想性的基础,而道德的理想性又是道德现实性的升华,两者是统一的。

二、职业道德

(一)职业道德的内涵
职业道德是指从事一定职业的人们在特定的工作环境或劳动中的行为规范总和。

(二)职业道德的特点
1．在范围上,职业道德具有行业性。

2．在内容上,职业道德具有稳定性。

3．在形式上,职业道德具有多样性。

三、医学道德

(一)医学道德的概念
医学道德是职业道德的一种,简称为医德,是指医务人员在医疗、保健等医疗卫生服务的职业活动中应遵循的道德规范和应具备的道德品质,是在医疗卫生工作实践中形成的,并依靠社会舆论和内心信念指导的,用以调整医疗卫生人员与服务对象之间、医疗卫生人员之间相互关系的行为规范的总和。

(二)医学道德的特点
1．医学道德的实践性　医学道德形成于长期的医学实践活动过程中,它的发展和完善与医学职业活动本身紧密结合,不可分割。实践性是医学道德最基本、最重要的特征。

2．医学道德的继承性　医德的内在本质、基本精神、基本原则伴随着稳定的医学职业传承下来,为后世医家所遵循和继承。继承传统医学道德精髓、完善当今医学道德体系是医德思想发展的显著特点。

3．医学道德的全人类性　医德的全人类性表现为敬畏生命、恪守人道、不伤害病人等通用、通行于世界的医学职业"金规则"。

(三)医学道德的作用
1．维护作用　医学服务的对象和目的,是维护人的健康。医德水准之高低,直接影响到人的生活质量和生命的安全。

2．协调作用　医务人员在医疗服务的过程中,通过医学道德的原则和规范,在医学服务中发挥团队精神,调节各种关系,战胜疾病、维护人类健康。

3．约束作用　医务人员具备高尚的医学道德修养,表现在把救死扶伤作为自己神圣义务的内心信念,因而能形成一种自觉的、自我约束的医学行为。

4．促进作用　医学道德能动地促进了医疗质量的提高、医院管理的改善、医学科学的发展,乃至整个社会的道德风尚和社会精神文明建设。

第二节 伦理学、医学伦理学

一、伦理学

（一）伦理学的含义及与道德的关系

伦理学（ethics）又称道德哲学，是研究社会道德现象及其规律的科学。

从严格的意义上讲，伦理与道德是两个既相互联系又有所区别的概念。"伦理"更侧重于社会，更强调客观方面，主要指社会的人际"应然"关系，这种关系概括为道德规范，而"道德"则侧重于个体，更强调内在的操守方面，指主体对道德规范的内化和实践，即主体的德性和德行。

（二）伦理学及其思想发展

伦理学思想早在奴隶社会就开始出现了。《尼可马可伦理学》一书标志着西方伦理学自此形成，此书成为西方最早的伦理学著作。在中国，尧舜禹时期就有了伦理思想的萌芽。

伦理学包括中国传统伦理思想、埃及印度伦理思想以及西方伦理思想三个不同的体系。它们经过长期的交汇融合，发展演变而成为当代的伦理学。马克思主义伦理学在批判地吸收了历史上伦理学的优质成果的基础上，以马克思主义原理和方法来研究人类社会的道德生活，揭示出道德的本质和发展规律。

（三）伦理学的价值和意义

伦理学的价值和意义可概括为五个方面：一是道德通过社会舆论、风俗习惯、榜样感化和思想教育调整人们的道德关系的能力，这是道德的最基本功能。二是一定社会或阶级依据其道德原则和规范，有目的、有计划、有组织地对人们施加系统的道德影响，使人们在内心形成某种善恶、荣辱等道德观念。三是使人们认识客观存在的道德关系以及处理这种关系的原则和规范。四是促使每个人在社会生活中自觉不自觉地根据自己的道德观点和政治观点，运用善恶概念去评价别人的行动，权衡自己的行为。五是引导人们通过公正制度的理想模式，借助道德预想，预测历史的进步趋势。

二、医学伦理学

（一）医学伦理学的含义

医学伦理学（medical ethics）是指以医德为研究对象的一门科学，是人类尤其是医者认识医德生活的产物；是运用一般伦理学原理和主要准则，解决医学实践中人们之间、医学与社会之间、医学与生态之间的道德问题而形成的学说体系；是医学与伦理学相互交叉的新兴学科，属于应用伦理学的范畴。

（二）医学伦理学的学科性质

医学伦理学属于交叉学科，它既是伦理学的重要分支，也是现代医学不可缺少的组成部分。根据伦理学的分类，医学伦理学归属于应用伦理学。

（三）医学伦理学的特点

1. 具有哲理性
2. 具有综合性
3. 具有人道性

4．具有时代性

（四）医学伦理学的主要任务

1．研究医德现象，阐述医德关系 医学伦理学通过揭示医学道德产生的原因、医学道德的本质特点及社会作用，总结医学道德发展的规律，正确阐述医德关系，来确立社会主义医德的基本原则、规范和范畴，确立医德评价标准、途径和方法，推动医学科学及社会文明的进步。

2．发展医德基本理论，构建医德规范体系 医学伦理学的基本理论直接影响着建立什么样的医疗模式，确立什么样的医德关系。医学伦理学应当构建起适应时代要求的医德原则和规范体系，帮助医务人员树立明确的道德意识，形成个人的道德信念和习惯。

3．指导医学实践，倡导医德 医学伦理学作为一门应用伦理学，在明医德是非、辨医德善恶的基础上，利用有效的手段和方式，祛贬邪恶的医德医风，褒扬优良的医德医风。这是医学伦理学的直接目标。

医学伦理学的宗旨就是在医务人员医学实践的基础上，由阐述医德——对医德进行感性认识，上升到研究医德——构建起医德规范体系，最终上升到倡导医德——回到医学实践，指导医务人员的思想和行为。

第三节　医学伦理学的研究对象和内容

一、医学伦理学的研究对象

医学伦理学的研究对象包括医学实践中所有的医德关系及其所反映出来的医德现象，即以医患关系道德为核心的医疗、预防、科研、健康诸方面的医德意识、医德活动、医德关系等。

（一）医德意识

医德意识是医务人员医学道德的观念、思想和理论，即构成医德关系的主观方面，其表现形式就是医务人员应共同遵守的医德原则和医德规范。

（二）医德活动

医德活动是医学道德的行为和医学道德的评价、教育、修养，这些内容构成了丰富多彩的医德关系的客观活动。

（三）医德关系

医德关系是指由经济关系决定的，并且按照一定的医德观念、医德原则和医德规范所构成的一种特殊的社会关系。

1．医务人员与病人及其家属的关系 这是医疗关系的核心，也是医疗活动中最基本的关系，即医患关系。在诸多研究对象中，这仍是现代医学道德中的基本内容，仍是现代医学伦理学主要的研究对象。

2．医务人员相互之间的关系 医务人员相互之间的关系包括医生、护士、医技人员、行政管理人员及后勤人员本身之间与相互之间的关系。

3．医务人员与社会之间的关系 这是医学和医德价值日益社会化的产物。医疗和预防活动总是在一定的社会关系中进行的，并对整个社会产生直接或间接的影响。

4．医务人员和医学科学发展的关系 随着医学科学的迅速发展以及医学高新技术的临床应用，出现了许多道德难题，都涉及许多伦理问题，也成为医学伦理学研究的对象。

二、医学伦理学的研究内容

(一)医学伦理学的内容体系

1. 医学伦理学的基本理论 一是支撑整个医学伦理学体系的基础理论；二是医德客观规律性的基本理论。

2. 医学伦理学的规范体系 作为医学伦理学的核心内容，医学伦理学的规范体系由分工互补的三个层次构成：阐明医务人员对病人、社会以及医务人员之间应承担的道德责任，指出医务人员在行医过程中应遵循的医德的基本原则、规范；揭示医德原则和规范在不同领域、不同学科及医院管理等的特殊要求；对医学伦理学的范畴作出必要的阐释。

3. 医学伦理学的教育、评价和修养 阐述医学道德评价的标准，研究医务人员在医疗卫生实践中如何进行医德教育和医德修养，指出进行医德教育和医德修养的正确途径和方法。

4. 医学伦理学的现实问题 随着人类文明程度的提高和医学科学的发展，人类生命的奥秘不断地被揭示，传统的医学伦理道德观念与新的医学伦理问题相互冲撞，产生一系列新的医学伦理观念。

(二)医学伦理学的新进展

随着社会经济、文化和医学科学技术的发展，尤其是近几十年生命科学异军突起，医学伦理学经历了从传统的医德学→近现代医学伦理学→生命伦理学几个发展阶段，进展趋势如下：

1. 医学伦理学研究范围不断扩大 由于医学科学的发展，当今的医学职业活动已从主要由医、患之间的个体交往，变为医院及到整个医药卫生事业和整个社会的群体活动；医学职业活动主要由面向单个病人，扩大为面向整个社会。因此，医学伦理学研究的视野已经超出单纯医学价值的圈子，而着眼于整个人类的健康及整个社会的利益和发展。

2. 医学伦理学研究内涵不断加深 随着人类文明程度的提高和医学科学的发展，一些原来被认为是天经地义的传统观念正面临新的挑战或被新的观念所取代。比如人工流产历来被认为是不道德的，但随着控制人口数量、提高人口质量的社会需要，道德观念也发生了相应的变化，目前人工流产和控制生育技术已得到了不少国家有限制的道德认可。

人类社会的发展和科学技术的进步，在生命科学和医学的各个领域中广泛采用了先进的科学技术，人们在享受生物高科技成果的同时，也发现与传统伦理观点产生了冲撞。一系列伦理、法律和社会问题需要进行深入的探讨，这就促成了生命医学伦理学的诞生。

三、医学伦理学与相关学科的关系

(一)医学伦理学与医学

1. 医学伦理学与医学密不可分。
2. 医学伦理学与医学在研究对象上有着明显的区别。

(二)医学伦理学与生物学

要从大卫生、大生态的角度，把医学及医学伦理学置于生命科学这一更大的范畴中来考察，从人的自然属性和社会属性的双重属性出发，去研究和处理医学问题。

(三)医学伦理学与医学心理学

医学伦理学和医学心理学既有严格的区别，又有紧密的联系，两者常互相影响和配合。

医学伦理学和医学心理学知识相得益彰，必将共同促进医学科学的发展、医德医风的建设、医学人才的培养及病人疾病的康复。

（四）医学伦理学与卫生法学

1. 医学伦理学与卫生法学的联系　医学伦理学与卫生法学的研究对象同属于行为规范的范畴。医学伦理学的研究为卫生立法提供了伦理依据。两者相辅相成，互相促进。

2. 医学伦理学与卫生法学的不同　医学伦理学侧重于道德教化；而卫生法学侧重于通过国家权威及强制力来对卫生主体的行为和生命科学技术带来的风险进行规制。

（五）医学伦理学与医学社会学

医学伦理学与医学社会学都以医学人际关系中的某些问题作为研究对象。两者的共同使命是旨在通过医学人际关系的研究，建立医学领域的正常秩序及其与社会之间的和谐关系。然而，两者又是有区别的，他们以不同的理论、方法，从不同的角度去研究医学人际关系，并以各自的研究方法和成果来实现上述使命。

第四节　学习医学伦理学的意义与方法

一、学习医学伦理学的意义

（一）有利于推动社会主义精神文明建设

医学道德作为一种职业道德，是整个社会道德体系中的一个重要组成部分。医务人员高尚的医德医风起着形象的道德示范作用，使病人和他人在享受医疗服务的过程中受到精神文明的熏陶，并通过他们放大到社会，为整个社会创造良好的道德环境，产生积极的社会效果，有利于发挥医疗卫生单位精神文明建设的窗口作用，推动社会主义精神文明建设的发展。

（二）有利于提高医疗质量和管理水平

加强医务人员责任伦理的教育，有利于培养医务人员的道德责任感、道德情感和道德意志，从而实现在医疗服务工作中技术与伦理的统一，不断提高诊疗行为的效率和效果。

（三）有利于培养合格的医学人才

社会主义医学教育的目的是培养造就为社会主义建设服务的德才兼备的新型医学人才。医学生和医务工作者在提高医术的同时，认真学习医学伦理学，促进自身的职业道德修养，不断地提高自己的道德水准，做一名德才兼备的医务工作者。

二、学习医学伦理学的方法

（一）坚持辩证唯物主义和历史唯物主义的方法

在学习和研究医学伦理学的整个过程中，只有坚持辩证唯物主义和历史唯物主义的世界观和方法论，才能对医德意识、医德现象和医德关系作出正确的结论，才能正确地认识社会主义医德的本质和发展规律，掌握社会主义医德的真谛。

（二）坚持理论联系实际的方法

一方面要认真学习医学伦理学理论；另一方面要坚持从实际出发，密切联系医学科学的实际，密切联系医药卫生事业改革发展的实际。

（傅伟韬）

练 习 题

一、选择题

（一）A1 型题

1. 医学道德的作用不包括（　　）。
   A. 维护作用　　　　　　　　B. 引领作用　　　　　　　C. 促进作用
   D. 协调作用　　　　　　　　E. 约束作用

2. 医学伦理学是研究（　　）的一门科学。
   A. 医学　　　　　　　　　　B. 道德　　　　　　　　　C. 医学道德
   D. 道义　　　　　　　　　　E. 医学价值

3. 医学伦理学属于医学交叉学科,它是伦理学中（　　）的分支。
   A. 描述伦理学　　　　　　　　　　B. 元伦理学
   C. 理论伦理学　　　　　　　　　　D. 应用伦理学
   E. 比较伦理学

4. 下列各项中,属于道德意识现象的是（　　）。
   A. 道德教育　　　　　　　　　　　B. 道德评价
   C. 道德观念　　　　　　　　　　　D. 道德修养
   E. 道德行为

5. 道德的评价标准是（　　）。
   A. 善恶　　　　　　　　　　B. 美丑　　　　　　　　　C. 真假
   D. 荣辱　　　　　　　　　　E. 好坏

6. 对医术与医德之间关系的理解有误的是（　　）。
   A.“医乃仁术”　　　　　　　　　　B. 有能力做的就应该去做
   C.“大医精诚”　　　　　　　　　　D. 临床的医学决策同时也是伦理决策
   E. 前沿医学技术应用于临床必须有医德参与

7. 在医学伦理学的研究内容中不包括以下哪项内容（　　）。
   A. 伦理学产生、发展及其规律　　　　B. 医学伦理学的基本原则、规范
   C. 医学伦理学的基本理论　　　　　　D. 医学道德的教育、评价和修养
   E. 医学道德中的特殊问题

8. 属于医德活动现象的是（　　）。
   A. 医德情感　　　　　　　　　　　B. 医德意志
   C. 医德理论　　　　　　　　　　　D. 医德修养
   E. 医德原则

9. 符合医学伦理学研究的是（　　）。
   A. 研究人与人之间关系的科学
   B. 研究人与社会之间关系的科学
   C. 研究医学活动中的道德现象和道德关系的科学
   D. 研究道德的形成、本质及其发展规律的科学
   E. 道德科学或道德哲学

10. 对职业道德的描述不正确的是（　　）。

    A. 属于行为规范　　　　　　　　B. 具有行业性

    C. 具有稳定性　　　　　　　　　D. 具有义务性

    E. 具有多样性

11. 决定道德的根本因素是（　　）。

    A. 政治制度　　　　　　　　　　B. 经济基础

    C. 法律规范　　　　　　　　　　D. 文化习俗

    E. 社会舆论

12. 在下列各项中属于道德规范现象的是（　　）。

    A. 道德观念　　　　　　　　　　B. 道德原则

    C. 道德教育　　　　　　　　　　D. 道德评价

    E. 道德格言

13. 在医学伦理学与卫生法学的提法中，错误的是（　　）。

    A. 研究对象同属于行为规范的范畴

    B. 共同具有意识形态的特征

    C. 都用于调整医学领域中的人际关系

    D. 都侧重道德教化

    E. 医学伦理学可以弥补卫生法学调整范围的不足

14. 学习医学伦理学的意义不包括哪一项（　　）。

    A. 有利于推动社会主义精神文明建设　　B. 有利于应对医疗事故

    C. 有利于提高医疗质量　　　　　　　　D. 有利于提高医院管理水平

    E. 有利于培养合格的医学人才

15. 医学道德是一种（　　）。

    A. 职业道德　　　　　　　　　　B. 心理道德

    C. 行为道德　　　　　　　　　　D. 实践道德

    E. 社会道德

16. 不属于医学道德特点的是（　　）。

    A. 实践性　　　　　　　　　　　B. 公正性

    C. 继承性　　　　　　　　　　　D. 全人类性

（二）A2 型题

17. 德国一位女牙医助理马里翁在一次车祸中受重伤，送到医院后被判定为脑死亡，后来的全面检查表明当时该"患者"腹中 4 个月的胎儿完全正常，如果"患者"凭借现代医术使植物人状态长期维持下去，就可以保证胎儿的发育成熟，直至出生。如果让"患者"体面地死去，就必须撤掉生命维持系统。这个难题，要求医学服务（　　）。

    A. 认真解决医学上能不能做与伦理上应不应做的矛盾

    B. 认真解决临床诊断技术的问题

    C. 认真解决临床治疗技术的问题

    D. 认真解决服务态度的问题

    E. 认真解决医药卫生资源宏观分配的矛盾

18. 一位年轻人在打羽毛球时自己的球拍把额头碰破了一块皮，到某医院就医。接诊医生查看后，问明患者属于公费医疗，于是开出了 CT 检查单。查后结果为阴性。此类现象产生的根源是（　　）。

    A. 医生诊断水平不高
        B. 医生对高新技术手段过度迷信
    C. 市场经济对医学服务的负面影响
    D. 生物医学模式对医生的负面影响
    E. 医院管理不到位

19. 某县级医院经济效益一直不好。在解决经济效益问题的院务会上，一位负责人提出，应该向市场经济靠拢，要求医师多给病人开检查项目，特别是 CT、MRI 等，在处方中也尽量开进口药，并提议将医师开处方的情况作为发放奖金的依据。这一提议得到了许多与会者的赞同，但一位科室主任提出疑问，认为这样做是不道德的。下列分析最合乎医学伦理的是（　　）。

    A. 在市场经济条件下，该医院重视经济效益是可以理解的
    B. 即使不是在市场经济条件下，医院也要重视经济效益
    C. 该医院应该把社会效益放在首位，正确处理社会效益和经济效益之间的关系
    D. 即使是在市场经济条件下，医院也不能重视经济效益
    E. 医院应该重视社会效益，重视经济效益必然影响医德的落实

（三）B1 型题

（20～22 题共用备选答案）

医学道德是职业道德的一种，可简称为医德，是医务人员在医疗卫生服务的职业活动中应具备的品德。在当今社会，医学道德具有十分广泛而深刻的意义和作用——

    A. 医学道德形成于长期的医学实践活动过程中，它的发展和完善与医学职业活动本身紧密结合，不可分割
    B. 医德水准之高低，直接影响到人的生活质量和生命的安全
    C. 医务人员在医疗服务过程中，通过医学道德的原则和规范，在医学服务中发挥团队精神，调节各种关系，战胜疾病、维护人类健康
    D. 医务人员具备高尚的医学道德修养，表现在把救死扶伤作为自己神圣义务的内心信念，因而能形成一种自觉的、自我约束的医学行为
    E. 医学道德作为一种特殊的意识形态，既是医学实践的产物，又能动地促进了医疗质量的提高、医院管理的改善、医学科学的发展

20. 医学道德的维护作用是（　　）。

21. 医学道德的协调作用是（　　）。

22. 医学道德的促进作用是（　　）。

二、思考题

1. 简述医学道德的特点和作用。

2. 简述医学伦理学的研究对象。

3. 结合思想实际谈谈为什么要学习医学伦理学？你打算做一名什么样的医生？

三、案例分析

患者郑某，男，35 岁，律师。因左膝关节半月板损伤住进北京某区医院骨科准备手术，与因外伤致截瘫的王某同住一病室。郑某的手术比较顺利，但与他同屋的王某却在郑某的术后第二天臀部出现疖肿。又过了两天，王某的疖肿化脓，细菌培养为凝固酶阳性金黄色葡萄球菌。当郑某的手术切口拆线时，伤口出现感染，于是郑某提出是主管医生给王某换

药后没洗手就检查他的伤口造成的,并认为是医疗事故。主管医生认为手术切口感染是并发症,并非罕见,并且术前已向家属作了交代,不属于医疗事故。于是医患之间发生了医疗纠纷,并很快反映到医院的医务科。医务科出面调查调解,并对手术切口感染进行了细菌培养,结果也培养出了凝固酶阳性金黄色葡萄球菌。于是,医务科答应减免郑某的一部分医疗费用和给予一次性的营养补助,并保证伤口愈合后出院,这样医疗纠纷才予以平息。

　　问题:1. 上述案例中哪些是医学专业问题,哪些是医学伦理学问题?
　　　　　2. 医学伦理学与医学专业的关系是什么?

(选自袁俊平、谷桂菊主编《医学伦理学》)

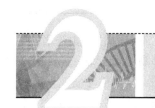

第二章

医学伦理学的历史发展

 学习要点

1. 掌握：中国医学伦理道德的优良传统；国外医学伦理道德的优秀思想。
2. 熟悉：中国社会主义医学伦理学的发展；国外当代医学伦理学的发展。
3. 了解：中国古代传统的医德思想；国外古代的医德思想。
4. 通过中外医学伦理学形成、发展和优良传统的学习，培养医务工作者良好的医德意识，为更好地服务病人做好理论铺垫。

第一节　中国医学伦理学的历史发展

一、中国古代医学伦理学思想

（一）起源和萌芽

我国医德起源于远古时代，人类在与伤病的斗争中产生了克己利他的思想。在原始社会初期，生产力极其低下，生存能力极其有限，我们的祖先只能群居生活，靠共同劳动维持生存。这使群体利益、他人利益在人们的思想观念中打下了深深的烙印。我国古代民间传说"神农尝百草，一日而遇七十毒"是为了"令民知所避就"，于是"医道立矣"。殷商时期的甲骨文中病是把人与床连在一起的，医者是一只手放在病人的腹部，表达了人们对医生仁爱助人职业思想的理解。这表明克己利他、仁爱助人是我国古代朴素医德思想的萌芽。

（二）形成和发展

战国时期的《黄帝内经》是我国第一部医学理论专著，其中有"疏五过论"、"征四失论"和"师传篇"中专门对医德进行了论述，标志着我国古代医德思想已经初步形成。

东汉时期著名医生张仲景，在《伤寒杂病论》一书中表达了"上以疗君亲之疾，下可治贫贱之厄，中可保身长全"的平等待患，一视同仁的思想。

隋唐时期孙思邈的《大医精诚论》是医德经典之作，指出医生技术要精湛，精益求精，必须要有广博的知识，"博极医源"，"精勤不倦"。医生还要具有高尚的品德，对待病人应坦诚忠诚，具有"大慈恻隐之心"、"好生之德"等。

（三）进一步完善

宋元时期，祖国医学进一步发展，涌现了一大批受人爱戴、医德高尚的医学家，如"金元四大家"的李杲、刘完素、张从政、朱震亨等，在医学实践中继承了孙思邈的医德思想，并进一步加以丰富和完善。

宋代医家林逋所著《省心录·论医》中批判庸医贪图私利，误人性命，指出"无恒德者，不可以为医"。南宋《小儿卫生总微方论》告诫医家"疾小不可言大，事易不可云难，贫富用心专一，贵贱使药无别。"

明代的陈实功是著名的外科学家，医术高超，医德高尚。他所著的医书《外科正宗》中提出的医家"五戒"、"十要"闻名于世，在世界医德史上被称为东方的"希波克拉底誓言"。"五戒"、"十要"鲜明指出了医家要勤于学习，谨慎工作，对待同道要谦和，防治疾病，拒绝病人的馈赠，对贫困病人要赠药，个人生活要节俭等，是对我国古代医德思想规范的系统总结。

清代对医德的论述较多，喻昌《医门法律》主张医生对病人要"笃于情"，结合临床"四诊"、辨证施治等行为阐述了诊治的规律为"法"，诊治中易出现的错误作为"律"，提出了医德评价的具体标准，这标志着我国传统医德理论体系得以确立。

二、中国近代医学伦理学

1840 年鸦片战争后，中国人民开始了反帝反封建的百年民主革命斗争的历史。西方列强的侵入，西方传教士在各地开办教会医院、诊所。西医传入中国，给我国几千年来的传统中医带来了巨大的冲击和挑战，促使中国传统医德思想与国际近代医学伦理学接轨。

宋国宾是我国近代著名的医学教育家和医学伦理学的先驱者，早年留学巴黎，获医学博士。鉴于当时"国道之争论，医病之纠纷，日充而不休"著成《医业伦理学》，1932 年 6 月于上海出版。此书系统阐述了医师人格、医生与病人、与同道、与社会的关系等内容，既体现了中华民族的文化传统，又使用了当时国际医学伦理学的理论形式，这标志着我国传统医德学进入了现代医学伦理学阶段。

新民主主义革命时期，中国共产党领导的革命军队和人民继承祖国医德的优良传统，在艰苦的战争年代，在根据地创建了红色医院和卫校，培养了大批忠诚于党和人民革命事业的医务人才。

1941 年毛泽东同志在给延安医大题词时概括了这一时期的医德思想："救死扶伤，实行革命的人道主义"，表明新民主主义时期的医德既有别于传统医德，又为社会主义现代医德奠定了基础。

三、社会主义医学伦理学

1949 年新中国建立，在中国共产党的领导下，医疗卫生事业进入新的发展时期，并经历了三个阶段。

第一阶段，1949～1966 年，新中国成立到"文革"前，是社会主义医学伦理思想和基本原则形成和广泛发展的时期。

这一时期党和政府着手制定了一系列医疗卫生工作方针，明确规定医疗卫生工作必须为广大人民群众服务的方向。1952 年制定了"面向工农兵，预防为主，团结中西医，与群众运动相结合"的方针。

第二阶段，1966～1976 年"文革"时期，医疗卫生工作受到严重的影响和冲击。医德观念混乱，颠倒黑白，医护工作分工被取消，医患关系错位，严重影响和阻碍了我国医学伦理道德的发展。但不可否认，这一时期还有许多医务人员坚守医德原则，始终以救死扶伤为己任，恪尽职守，忠于医业，是值得我们学习的楷模。

第三阶段,1978 年至今,社会主义医学伦理学取得了长足发展,我国卫生事业逐步步入了法制化的轨道。

1981 年 6 月,全国第一次医学伦理道德学术讨论会在上海召开,确定了"防病治病、救死扶伤,实行社会主义人道主义,全心全意为人民服务"为我国社会主义医德的基本原则。卫生部制定和颁布了《医院工作人员守则》。1988 年中华医学会医学伦理学会成立,同年卫生部颁布了《医务人员医德规范及其实施办法》,1997 年全国卫生工作会议通过了《中共中央　国务院关于卫生改革和发展的决定》,1999 年 5 月 1 日《执业医师法》施行,标志着我国卫生事业进入法制化的轨道,医德医风建设已融入医院常规管理的工作内容。我国医学伦理学走上了稳定繁荣发展时期。

四、中国医学伦理道德的优良传统

(一) 仁爱助人,赤诚济世

"仁爱"思想是我国儒家文化的精华,自古以来有医儒同理之说。古代医家继承"仁""爱"思想,提出"医乃仁术","医以活人为务",要求医家必须为仁爱而学医,为后世医学指明了方向。

(二) 不畏权势,一视同仁

我国封建社会等级森严,医家能够克服封建礼教局限,无论达官显贵,还是平民百姓,力争做到一视同仁。"若有疾厄来求救者,不得问其贵贱贫富,长幼妍媸,怨亲善友,华夷愚智,普同一等,皆如至亲之想。"张仲景做官长沙太守不忘为百姓治病,被称颂为"坐堂大夫"。孙思邈历经隋唐两世三代皇帝请他做官都被拒绝,90 岁高龄时还坚持为前来求救的患者治病。

(三) 淡泊名利,清廉正直

祖国医学重义轻利,把淡泊名利,清廉正直作为医家必备的道德品行。强调医者要有善良之心地,不可存私欲邪念。清代徐廷祚认为:"欲救人而学医则可,欲谋利则不可。"三国时期名医董奉,医术精湛,品行高尚,隐居庐山,专为穷人治病。"日为人治病,也不取钱。重病愈者,使栽杏五株,轻者一株。"如此数年,董家周围杏树成林,杏子换成粮食接济穷人,后人称为"杏林佳话"。直至今日"杏林春暖"已成为人们称颂医生优秀品质的代名词。

(四) 医行庄重,正己正物

医家德行外现于言行举止,内要注重品行修养。明代李中梓讲到:"宅心醇谨,举动安合,言勿轻吐,目无乱视,忌心勿起,贪念罔生。"医生不能在病人面前"谈虐喧哗,道说是非,谈论人物,炫耀声名,摧毁医生。"南宋《小儿卫生总微方论》指出医生要"正己正物","正己"应是严格要求自己,精通医理,严肃医风;"正物"是指医生诊断正确,用药恰当。先"正己",然后才能"正物",取得病家的信赖。

(五) 谦和谨慎,尊重同道

祖国医德注重行医处事谦和谨慎,同道之间要互尊互学,不断提高医技,反对骄傲妒忌,败坏医德。孙思邈提出医生应"志存救济,勿骄勿妒,尊师重道,切磋医术。"陈实功也提出"凡乡井同道之士,不可生轻侮傲慢之心,切要谦和谨慎。年尊者恭敬之,有学者师事之,骄傲者谦让之,不及者荐拔之。"这些至理之言为医家指明了正确处理同行之间关系的行为方法。

（六）刻苦钻研，精勤不倦

古代医家认为医学知识博大精深，医生要有广博的知识，精良的技术，必须"博极医源，精勤不倦"，"上知天文，下知地理，中知人事。""医本活人，学之不精，反为夭折。"孙思邈勤奋好学，"白首之年，未尝释卷"。清代医家叶天士，祖传中医，十几岁医术远近闻名，就诊病人不断，先后在 10 年内拜了 17 位老师，体现了精勤不倦的学习精神。

第二节 国外医学伦理学的历史发展

一、国外古代医德思想

（一）古希腊医学道德

古希腊是西方文明的发祥地，公元前 6～4 世纪西方医学也在这里产生。当时的一般医德观认为，医生收取报酬是合理的，但对过分贪婪者会予以谴责。鼓励生育，医生可以帮助病人结束生命等。

希波克拉底以其自有的医学观念和道德思想成为古希腊医学和医德的代表人物。在医学领域，他提出"体液学说"和"整体机能说"，被尊称为西医之父。其代表作《希波克拉底全集》中《希波克拉底誓言》被后世奉为古希腊医德思想的经典文献，论述了行医的目的，医生要注重品德修养，尊师重道，为病家保密等，为西方医德思想奠定了基础，对中世纪和近代医学伦理学都产生了深远的影响。希波克拉底也成为西方医学伦理学的奠基人。

（二）古罗马医学道德

古罗马医德与古希腊医德既有继承性，又有其各自的特点。古罗马医学道德规范形式多见于法典或法令。如公元前 450 年颁布的"十二铜表法"规定："禁止将死者埋葬于市之外壁以内"、"孕妇死时应取出腹中之活婴"等。公元 160 年安东尼奥颁布法令及 533 年查士丁尼帝王法典都有要求医生救治贫民的条文。古罗马时期著名的医生盖伦继承了希波克拉底的"体液学说"，发展了机体的解剖结构和器官生理概念，创立了医学和生物学的知识体系。他认为医学是一门伟大的艺术，反对医生利用职业谋利，其医德思想受到后世敬仰。

（三）中世纪——阿拉伯医学道德

中世纪的欧洲处于基督教神学统治之下，医德观依附于基督教道德，没有其独立的形态。公元 6～13 世纪，阿拉伯医学出现和发展了。它继承了古希腊以来的医学，成为世界医学史上的重要发展阶段。迈蒙尼提斯是阿拉伯医学的代表人物，他以《迈蒙尼提斯祷文》的形式阐述了自己的医德思想："启我爱医术，复爱世间人，愿绝名利心，尽力为病人，无分爱与憎，不问富与贫，凡诸疾病者，一视如同仁。"在医德史上可与希波克拉底誓言相媲美。

（四）古印度医学道德

古印度医学源于其古老的文明，最早的医学著作是公元前 600 年的《阿输吠陀》，据传记载了古代印度把死亡视作循环不息的过程，鼓励生育等思想观念。到公元前五世纪的《妙闻集》和公元前一世纪的《阇罗迦集》阐述了丰富的医德思想。印度外科鼻祖妙闻提出了医者四德，即"正确的知识，广博的经验，聪明的知觉和对患者的同情。"阇罗迦是印度的内科始祖，较早提出了反对医学商品化思想，认为"医生治病既不为己，亦不为任何利欲，纯为谋人类幸福，所以医业高于一切"，提出了"使人健康者即正确的医学，除人病痛者即为最好的医生"，这些思想在今天仍有其现实的意义。

二、国外近代医学伦理学

西方文艺复兴运动以后,医学的发展进入了实验医学阶段。比利时医学家维萨里发表了《人体构造》,英国的哈维医生发现了血液循环,西班牙医生塞尔维特用生命为代价宣告了肺循环的正确理论。随之而来的魏尔啸细胞病理学的出现,微生物学和免疫学等生命科学体系的形成,使人们从生物学角度明确了疾病的原因,形成了生物医学模式,医生个体行为走向群体合作。18 世纪德国名医胡弗兰德所著《医德十二篇》是近代医德的经典文献之一。胡氏箴言形式规范,思想内容明确,而为医家所认可并广为流传。

1803 年英国医生托马斯·帕茨瓦尔(Thomas Percival)出版世界上第一部《医学伦理学》,书中阐述了医患关系、医际关系和医院管理等内容,突破了医生个体形式的自我行为规范的传统医德阶段,从而走向系统的群体规范,使医学伦理学建立在一定的哲学和伦理学的理论基础之上,成为一门独立的学科。

18～19 世纪英美等国先后制定了医德规范或守则,19 世纪末万国红十字会成立,医学人道主义精神得以确立。

三、国外当代医学伦理学的发展

进入 20 世纪,伴随现代医学的迅猛发展,医学国际交往与合作日益增多,医疗行为的国际规范和法律相继产生,生命伦理问题受到广泛的关注。

1946 年针对第二次世界大战中纳粹医生所犯下的罪行,国际法庭通过了《纽伦堡法典》,规定了关于人体实验的基本原则有二:一是必须利于社会;二是应该符合伦理道德和法律观点。

世界医学大会在探讨医师道德行为和准则方面取得了一系列的重要成果。1948 年颁布了《医学伦理学日内瓦协议法》,1949 年通过了《世界医学会国际医德守则》,1964 年通过的《赫尔辛基宣言》进一步规范了人体实验的原则,1968 年《悉尼宣言》规范了死亡确定的道德责任和器官移植的道德原则,1975 年二十九届世界卫生大会通过《东京宣言》规定了医师在对待拘留犯和囚犯时的行为准则,1981 年世界医学大会制定了《病人权利宣言》等。

此外,1953 年国际护理行业颁布了《护士伦理学国际法》、1972 年齿科医学会议通过了《齿科医学伦理的国际原则》,1977 年《夏威夷宣言》通过了关于精神病医生道德原则等。期间世界各国也相继制订了医德规范和文件,一些如残疾人群等特殊群体的医疗道德日益得到关注。这标志着医学伦理学无论在规范体系还是理论基础方面更加完善和成熟,到 20 世纪 70 年代发展到了高峰。

但是,现代生物技术的发展,尤其基因工程、生育控制、器官移植与死亡标准、克隆技术、卫生资源分配等领域的研究,使人们传统的医德观念受到了巨大的冲击。在生命科学发展应用过程中遇到了伦理难题,它预示着医学伦理学发展进入了生命伦理学阶段。它涉及人类利益,需要世界各国医学、伦理学、哲学、社会学、法学等各领域广泛合作,积极探索。

四、国外医学伦理道德传统

(一)奉行人道,服务患者

人道主义是西方文化的基本精神,其本质是以人为中心,维护人的尊严和权利。从希波克拉底的誓言到胡弗兰德的医德十二箴言都体现了人道主义,为病家谋利益、服务病人的医学宗旨。希波克拉底指出："我愿尽我的所能及判断力所及为病家谋幸福。"迈蒙尼提斯在祷文中强调愿断绝一切名利之心，尽力服务病人。医德十二箴更明确地标明：医生活着不是为了自己，而是为了病人。这些都体现了外国古代医学家较早就有了为人道主义而行医的思想实践。

（二）平等待患，一视同仁

平等待患，一视同仁是医务人员道德的普遍要求，它体现了医生对病人的人格尊严和权利的尊重。迈蒙尼提斯坚守"不分爱与憎，不问富与贫，凡诸疾病者，一视如同仁"的医德，胡弗兰德的箴言就是：在病人面前，该考虑的仅仅是他的病情，而不是病人的地位和钱财。《日内瓦宣言》规定，医生在职责和病人之间"不允许把对宗教、国籍、种族、政党和社会党派等"因素掺杂进去。

（三）尊师重道，团结协作

尊敬师长，敬重同道是医生品德和人格的魅力，团结协作是医疗工作需要和医生协调人际关系能力的表现。这一传统在国外医德历史上得到重视。希波克拉底把"授我艺者敬之如父母"，帕茨瓦尔的《医学伦理学》中写道：医生之间关系平等，应彼此尊重，会诊有争议时，不要公开争吵、彼此揭短、随便批评同道等，医家主张同行皆兄弟。

（四）关注仪表，重视修养

外国医德强调医生关注仪表，重视修养是取得病人信任，建立良好医患关系的必要条件。希波克拉底认为医生应"永不存一切邪恶之念"，阇罗迦则提出，医生应该"仪容端庄，一不酗酒；二不害人；三不教唆别人犯罪。"医者外表朴实无华，言词温和谦虚，会让人感到爽心悦目，有益于病人的身心健康。若医生需要进入病人家中诊疗，必须有病人或其亲属中的认可者陪同。

（五）尊重隐私，保守秘密

保守病人隐私秘密是外国医德传统的重要内容。希波克拉底发誓"凡我所见所闻，无论有无业务关系，我认为应守秘密者，我愿保守秘密。"法国刑法第 378 条规定医务人员因职务关系得悉病家秘密，除特殊情形法官使之宣布外，如无故泄露者，应处 1～6 个月监禁及 100～600 法郎罚款。可见这一规范的约束力。

（夏　曼　颜景霞）

练　习　题

一、选择题

（一）A1 型题

1．1988 年 12 月 15 日中华人民共和国卫生部颁布了（　　）。

A.《中华人民共和国医院工作人员守则和医德规范》

B.《中华人民共和国医务人员医德规范及实施办法》

C.《中华人民共和国医学生誓词》

D.《中华人民共和国临床医师公约》

E.《中华人民共和国执业医师法》

2．不属于生命伦理学研究内容的是（　　）。

A. 基因工程　　　　　　　　　　B. 生育控制

C. 死亡标准
D. 医际关系
E. 卫生资源分配

3. 不属于日内瓦宣言的是（　　　）。

A. 我将要给我的师长应有的崇敬及感激
B. 我将要凭我的良心和尊严从事医业
C. 病人的健康应为我的首要的顾念
D. 我将要尊重所寄托给我的秘密
E. 健康所系,性命相托

（二）A2 型题

4. 我国清代名医傅青主为人治病,曾经昼夜兼程五天五夜赶到病人家中,这一行为体现了我国传统医德的哪一项内容（　　　）。

A. 不畏权势
B. 清廉正直
C. 一心赴救
D. 淡泊名利
E. 献身精神

5. 宋代民间医生钱乙为皇太子仪国公治愈了抽风病,宋神宗在众御医面前赞赏其医术高明,钱乙表达自己的态度,你认为哪一项最恰当（　　　）。

A. 各位御医治疗已有成效,我只是适当用了药就好了
B. 我没用什么办法,只是我比几位御医运气好
C. 我用了家传秘方,手到病除
D. 我对皇子的病格外重视,这是应该的
E. 各位御医都很高明,我还差得远呢

6. 以下几项内容,哪一项属于《医学生誓言》（　　　）。

A. 我凭着良心和尊严行使我的职业
B. 我首先考虑的是我的病人的健康
C. 凡是信托于我的秘密我均予以尊重
D. 为祖国医药卫生事业的发展和人类身心健康奋斗终生
E. 我将尽我的一切维护医务职业的荣誉和崇高传统

（三）B1 型题

（7～10 题共用备选答案）

A. 希波克拉底
B. 陈实功
C. 张仲景
D. 迈蒙尼提斯
E. 孙思邈

7.《五戒十要》的作者是（　　　）。

8. 明确提出敬师如父母的是（　　　）。

9. "大医精诚"论的作者是（　　　）。

10.《伤寒杂病论》的作者是（　　　）。

二、思考题

1. 我国医学道德的形成和发展经历了哪几个阶段? 各阶段的主要内容是什么?

2. 我国医学道德的优良传统有哪些?

3. 国外医学道德的形成和发展经历了几个阶段? 各阶段的主要内容是什么?

4．请联系医学伦理学发展的历史分析中外传统医德思想的共同点（列出三点即可）。

三、案例分析

我国古代老中医"择徒甚严"，"非其人勿教"，在弟子学成期满时，老中医还要送给徒弟两件礼物：一把雨伞，一盏灯笼。请结合我国医德传统内容分析此案例说明的道理。

第三章

医学伦理学的基础理论与规范体系

学习要点

1. 掌握：医学伦理学的基本原则、具体原则、规范和范畴的内容和要求。
2. 熟悉：医学伦理学的基本理论、原则、规范的含义及指导作用。
3. 了解：医学伦理学的基本理论、原则、规范和范畴在医疗实践中的意义。
4. 在实践中坚持原则，用规范严格要求自己，努力提高职业道德素质。

第一节　医学伦理学的基础理论

一、生命论

生命论是关于人的生命本质和意义的理论思想或观点。主要表现为生命神圣观、生命质量观和生命价值观。

（一）生命神圣观

1. 含义　生命神圣观是主张人的生命至高无上，神圣不可侵犯的医学道德观。

生命神圣观存在两种倾向，一种是绝对生命神圣论，另一种是相对生命神圣论。

传统的绝对生命神圣观认为，人的生命是神圣的，无论在何种条件、何种状况下，人的生命都应受到绝对的尊重。主张延长生命是道德的，无条件地保存生命，不惜任何代价维护和延长生命，不允许对生命和死亡有任何触动和侵犯，一切终止生命的行为都是不道德的。

相对生命神圣观认为，人的生命是神圣的，但不是无条件的，是相对人类自身生存的质量状态，个体生命存在对社会和他人的价值意义而作出的判断。

2. 意义

（1）生命神圣观促使人们珍重生命。

（2）生命神圣观促进了医学发展。

3. 局限性

（1）传统的生命神圣观是一种抽象的生命观，缺乏人类成熟的理性基础。

（2）生命神圣观它强调个体生命的意义而忽视了人类整体利益，导致大量医学伦理难题的出现，阻碍了医学科学的进步。

（二）生命质量观

1. 含义 生命质量观强调人的生命存在质量状态，主张从人的生物学生命即体能和智能方面判断是否具备作为人的基本要素，作出生命质量高低、优劣的评价和判断的医学伦理观念。

2. 意义

（1）生命质量观的提出是人类思想观念的一次巨大进步，认识到人口素质事关人类命运，民族兴衰和国家前途，表明人类追求自身完美的认识已进入自觉阶段。

（2）生命质量观为高新技术的使用和推广，为医务人员面对不同生命质量的病人采取治疗决策提供了理论依据，帮助医务人员为追求高质量的生命作出抉择。

（3）生命质量观为提高人口质量，采取避孕、人流、节育、遗传咨询等措施，为制定人口、环境和生态政策提供了重要的理论依据。

3. 局限性

（1）生命质量观只把病人当作自然人和抽象人而忽视人的社会性。单纯强调高质量的生命个体对自身存在的意义，忽视了低生命质量存在的某些病人对家人和社会所具有的精神激励作用。

（2）生命质量观采用的生物医学判断标准，在实践中会遇到道德和法律的阻碍。

（三）生命价值观

1. 含义 生命价值即生命存在的社会价值，生命价值论主张以某一个体生命的存在对他人和社会的价值大小为标准作出相应取舍的伦理观念，是对人的生命存在的社会学意义的判断。

生命价值论包括三个方面的内容：尊重人的生命，强调把尊重生物学生命与尊重社会学生命有机地结合起来；尊重生命的价值，尊重人的生命的内在价值与外在价值的统一，既要重视其生物学生命的存在，也要重视其社会学生命的意义；人的生命是有价的，衡量一个人的生命价值大小必须依据某一生命对他人、对社会和对人类的意义。

2. 意义

（1）生命价值观的问世标志着人的生命理论更加全面和深刻。为全面认识人的生命存在的意义提供了科学的依据。

（2）生命价值观使人类的生命观和伦理观发生了历史性转变，使医学伦理学的研究方法和理论基础更进步、更科学。

（3）生命价值论为化解当代医学伦理难题提供了理论基础，并作出比较正确的生命伦理论证和结论，生命价值论为医学新技术的推广和应用提供了新的思路。

二、人道论与权利论

（一）人道论

1. 人道论 人道论亦称人道主义论。人道主义论源于人道主义，是欧洲文艺复兴时期，新兴的资产阶级反对封建主义、反宗教神学的一种思想文化运动。主张维护人的尊严、权利和自由，重视人的价值，要求人能得到充分的自由发展等思想。

2. 医学人道主义 医学人道主义是研究医学领域中的人道主义的一种道德理论。它要求医务人员以人道主义的态度对待病人，尊重病人的生命和人格，同情和关心病人的痛苦，并以解除这些病痛的仁爱思想为特征。

3．医学人道主义内容 医学人道主义的核心内容是尊重病人。具体表现为以下三个方面：

（1）尊重病人的生命及生命价值。

（2）尊重病人的人格和尊严。

（3）尊重病人平等医疗的权利。

4．医学人道主义的伦理意义

（1）医学人道主义打破了宗教的束缚，促进了医学伦理学的发展。

（2）医学人道主义对保证医学为人类健康服务的性质，推动医学科学的发展起了积极的作用。

自19世纪末20世纪以来，传统的医学人道主义向医学人本主义转化。21世纪以后医学人本论已成为我国当代医学伦理学理论体系的基本理论之一。

（二）权利论

1．含义 权利论亦为病人权利论，是指在医学活动中特别是在医患关系中，病人有权要求医方珍视自己的生命及其价值和质量、同情和关心自己、尊重自己的人格、维护自己的利益的医学伦理学理论。

2．内容 病人权利理论主要内容是病人权利、利益定位；权利与义务关系；病人权利与医者权利关系，权利与义务如何实现及落实等。它要求医方尊重病人的生命权、健康权、医疗权、人格权等，给予病人人道、公平的对待，建设与完善切实保障与维护病人权利的制度和机制。

在我国病人基本权利包括：①生命权；②健康权；③平等的医疗保健权；④疾病认知权；⑤知情同意权；⑥保守个人医密和隐私权；⑦免除一定的社会责任和义务权；⑧监督医疗过程权；⑨医疗诉讼权；⑩医疗索赔权。

病人权利论并不否认病人的义务，并且认为病人权利的实现是以病人应尽相应的义务为保障的，医务人员要正确地处理病人权利与病人义务的关系。

三、美德论、义务论

（一）美德论

1．含义 美德是指人应当具有的品德。美德论又叫德行论或品德论，是研究人应该具有的优秀道德品质以及如何培养和形成优秀的道德品质的伦理学理论。

2．医学美德的内容 医学美德是有道德的医务人员应当具备的优秀品德。具体包括：

（1）仁慈：就是慈爱，有同情心和关心病人。这是医者首要的伦理素质，只有具备仁慈素质的医务人员才能提供人性化的医疗服务。

（2）正直：就是公平公正。医务人员对待病人一视同仁，不徇私情。

（3）忠诚：忠于职守，诚实守信。忠于事业，忠于病人，对病人以诚相待，真诚无欺。

（4）审慎：工作严谨周到，认真负责。

（5）廉洁：作风正派，不谋私利，坚守不以医谋私的伦理底线。

（6）进取：善于学习，不断提高医疗技术。

（7）奉献：不计较得失，勇于牺牲个人利益。

3．医德品质的培养 医德品质的培养要通过医德理论的学习，美德情感的体验，医德意志的锻炼，逐渐形成良好的医德行为习惯。良好的医德品质是做一名合格医生的必备条件。

4. 医学美德论的意义和局限性　医学美德论是医学伦理学理论体系的重要组成部分，它揭示了医学伦理素质养成的规律、为医务人员塑造完美职业人格提供了直接的理论指导。

医学美德论是个体经验性的自律标准，存在理想化缺陷，在应用中会遇到社会医德问题的挑战，需要不断完善。

（二）义务论

1. 义务论　又称道义论，是关于责任的理论，以道义、义务和责任作为行动的依据，以行为的正当性、应当性作为道德评价标准的伦理学理论。通过规范或准则的形式确定应该做什么、不应该做什么，以及如何做才是道德的。

2. 医德义务论　以医德义务和医德责任为中心，研究医务人员的行为准则和规范，回答什么是医务人员的道德责任，把医务人员的行为限于合理范围内的道德理论。

医德义务论作为医学伦理学的核心内容，强调对义务的敬重和无条件的服从，而不管行为的结果如何。义务的实现最终靠医者的良心和自律，在承担、履行医德义务的时候，医者主观动机上不能以对方能否给予自己相应的好处或回报来决定是否尽医德义务或尽何等程度的义务，而且在必要时还应作出或多或少的奉献，甚至自我牺牲。

3. 医德义务论的历史意义和局限性　义务论对医德建设发挥了指导作用，为促进医学科学的发展发挥了积极作用。

义务论也存在一些局限性。①它单纯强调以对病人个体负责为中心，忽视了对病人尽的责任与对他人、社会应尽责任的统一；②强调医务人员对病人尽义务的绝对性和无条件性，忽视了病人在诊疗活动中的主动性和积极性，应尽义务的相对性；③强调医务人员的主观动机，不重视医疗行为本身的价值及其导致的后果，疏忽了动机与效果的统一性。

四、功利论、公益论与公正论

（一）功利论

1. 功利论　功利论也叫功利主义，主张利益是道德的基础，是以人们行为的实际功效和利益作为判断行为善恶标准的一种伦理学理论。

2. 医德功利论　主张以医务人员的行为是否满足病人和社会大多数人的利益为标准的一种伦理观。从而使医德功利论成为调整医患关系、医务人员个人利益、集体利益和社会利益之间关系的道德准则。

3. 意义　功利论与义务论相对立，它避免了义务论单纯强调动机与责任而忽视行为效果的评价方式带来的现实矛盾，为解决生命科学和医学新技术应用条件下生与死、资源的有效利用、医疗保健制度的选择等现实问题提供了理论依据。但是我们也必须认识到功利主义的本质是利己主义。功利论容易导致偏重行为效果而忽视主观动机，强调经济效益忽视社会效益等错误。由于功利、效益价值标准的不唯一性，功利论在实践中还有待于完善。

（二）公益论

1. 公益论　公益论是强调以社会公众利益为原则的，社会公益与个人利益相统一的一种伦理理论。主张以社会、人类和后代的利益，从整体和长远利益的角度评价人们的行为。

2. 医德公益论　医德公益论是以符合公共利益即大多数人的利益作为医疗选择的依据，主张从社会、人类和后代的利益出发，公正合理地分配医疗卫生资源，解决医疗实践冲突。要求医务人员把对病人的责任与对社会、人类及后代的责任统一起来，在医疗服务中，坚持经济效益与社会效益并重，社会效益优先于经济效益。

3．意义　公益理论应用于医学伦理学是解决现代医疗的道德冲突的需要。医德公益论的应用更好地适应了医学社会化趋势的要求，有助于解决医疗工作中病人个人利益与社会利益、卫生资源有效利用与公平合理分配等矛盾，克服了义务论的不足，弥补了功利论可能导致的片面性，有助于加强医务人员及医疗卫生部门的社会责任感，对医学科学的发展产生积极的影响。在实践中公益论思想已成为世界共识，但由于受到物质条件和医学水平的限制，还需要努力创造条件，不断地把公益思想转化为现实。

（三）公正论

1．含义　公正论是一种强调医疗卫生领域的社会服务要体现公平、均衡与效益的伦理理论。

医学公正论是指强调健康公益，主张合理地兼顾医疗卫生领域中多元主体的健康利益、坚持医疗卫生资源分配的正义性、医疗卫生服务公平性的医学伦理学理论。

2．主要内容

（1）医学事业的公益性。医学公正论认为医学事业是由人类所创造、由人类美德所维持的社会性的公正、公益事业，追求多元健康利益合理兼顾。

（2）医疗卫生服务的公平性。公平就是坚持医疗服务平等性、均衡性、正义性。肯定人人享有平等的健康权利，个人健康权利与义务相对应。

3．意义　医学公正论是当代以来卫生事业发展，医学服务高度社会化的产物，是现代医学伦理学的基本理论之一，在卫生政策伦理、医疗卫生资源分配伦理、医院管理伦理等领域中的作用不断凸显，也必将在医疗保健基本医疗、医院公益性改革实践中不断完善。

第二节　医学伦理学的基本原则

一、基本原则

（一）内容和要求

医学伦理学的基本原则是规范和调节医学领域中各种医疗人际关系的行为标准和根本法则。我国医学伦理学的基本原则是：防病治病、救死扶伤，实行社会主义的人道主义，全心全意为人民的身心健康服务。

1．防病治病、救死扶伤　是医务人员的基本职责。

2．实行社会主义的人道主义　是医务人员工作的最普遍和最现实的要求。

3．全心全意为人民的身心健康服务　是医德的最高境界，也是对医务人员行为的最高要求。

（二）理论地位和实践意义

1．医学伦理学的基本原则在医学伦理学规范体系中居于核心地位，是医学伦理学规范体系的总纲和精髓。

2．我国医学伦理学基本原则是评价医德行为的最高标准，是进行医德教育和修养的重要内容。

二、具体原则

医学伦理学的具体原则是基本原则的展开和体现，包括不伤害原则、尊重原则、有利原则和公正原则。

（一）不伤害原则

1. 含义　不伤害原则是指在医疗诊治活动中不使病人身心受到损伤。这一原则强调的是医务工作的主观过失应当通过努力加以避免，医务人员应该最大限度地降低对病人的伤害。

2. 相对性　不伤害原则不是绝对的，医疗伤害在临床实践工作中是客观存在的。依据伤害与医务人员主观意志的关系可分为故意伤害和无意伤害、可知伤害和不可知伤害、可控伤害和不可控伤害、责任伤害和非责任伤害等类型。那些医疗上必需的，属于适应证范围的医疗行为是符合不伤害原则的。

3. 意义　不伤害原则的意义并不在于消除任何医疗伤害（这既不现实也不公平），而是针对那些怀有主观恶意或不负责任，应该预见而未预见、能够控制却放任伤害发生的行为而提出的，目的在于强化医务人员的主观动机，树立以病人为中心的观念，以高度的责任意识把维护病人的健康利益放在第一位。

当不伤害原则与其他原则发生冲突时，在利害并存情况下权衡大小，尽力减小伤害程度，不给病人造成不必要的伤害和损失。

（二）有利原则

1. 含义　有利原则也称行善原则，是指医务人员在医疗实践活动中把对病人健康有利放在第一位，并为病人谋利益的伦理原则。有利既包括医务人员的主观动机，也包括客观结果，既有利于病人身体心理的健康利益，也应包括有利于病人的经济利益等。

2. 表现　有利原则在实践中表现为两方面的要求。一是低层次的有利，是指医务人员自觉维护病人的利益，努力做到自己的每一个行为对病人确有益处，不对病人施加伤害，也就是不伤害病人的原则。二是高层次的有利，要求医务人员在医疗实践中积极为病人谋取利益，追求最优化决策的原则。争取以最小的投入获得最大的效果，努力做到疗效最好、伤害最小、痛苦最轻、费用最少，为病人提供最优化的服务，使病人多受益。

3. 意义　①有利原则是人类优秀道德思想的传承；②有利原则要求医务人员要尽可能减轻或消除病人的痛苦；③在医疗活动中，需要医务人员把对病人有利与对社会有利相统一。当医务人员的行为对病人利害共存时，有利原则要求医务人员的行为能给病人带来最大的益处和最小的危害。

（三）尊重原则

1. 含义　尊重作为医学伦理学的原则是指医患交往中要尊重对方的人格和尊严。

2. 内容　尊重原则的内容主要包括尊重病人的人格权和自主权。

（1）人格权：尊重病人的人格权是指在人际交往中要维护对方的人格尊严、地位平等。包括自然人的生命权、健康权、身体权及其死后的遗体权等；还包括姓名权、肖像权、名誉权、荣誉权、隐私权、尊严权、人身自由权及具有人格象征意义的财产利益权等尊重病人人格的权利，也包括对病人家属的人格权尊重，同时病人及其家属也要尊重医务人员及其劳动。

（2）自主权：尊重病人自主权是尊重病人及其家属在理性状态下对诊疗措施作出的决定。包括尊重病人及其家属的自主性，从自主选择医生到对诊断治疗的知情同意，及要求医务人员保守病人的隐私秘密等。

3. 正确处理病人自主与医生做主之间的关系，正确使用医疗干涉权。坚决反对借助尊重原则推卸医务人员的责任，也要防止随意滥用干涉权，切实保障尊重原则的有效实施。

（四）公正原则

1. 含义　所谓公正是指公平、正义，不偏不倚。公正原则是指在医疗实践中对于有同样医疗需要的人给予同样的待遇。一般包括形式公正原则和内容公正原则两个方面。形式公正原则主张在分配医疗负担和收益时，同样的人给予同样的对待，不同的人给予不同的对待。内容公正原则是指根据因素分配负担和收益，具体依据个人能力、社会地位、贡献大小、个人需要等条件确定应享有的待遇。

2. 要求　公正原则要求基本医疗需求人人享有，努力做到绝对公正，特殊医疗保健需求相对公正，有同样条件的病人给予同样的待遇。反对在医疗实践中不顾及病人条件差异医疗方案一刀切，同时也要正确理解市场经济条件下满足病人多种医疗需求的必要。

3. 形式　医疗实践中公正原则体现为人际交往的公正和资源分配的公正。人际交往公正要求医患交往中医务人员平等待患，一视同仁，不能因为病人千差万别的医疗需求而导致医疗服务态度和质量的差别。资源分配公正则要求公平优先，兼顾效率，优化配置和使用医疗卫生资源。

第三节　医学伦理学的基本规范

一、医学伦理学基本规范概述

（一）含义和本质

1. 含义　医学伦理学规范是指医务人员在医疗实践活动中应遵守的行为标准或准则。它是依据一定的医学伦理学理论和原则制定的，用以调整医疗人际关系、约束和控制医疗行为的道德规范的总和。

2. 本质　医学伦理学基本规范从本质讲是医务人员的医德意识和医德行为的具体标准，是医学伦理学基本理论、基本原则的具体化。它一方面把理论和原则具体体现为医务人员的行为要求，另一方面又是评价和判断医务人员行为善恶的标准。医学伦理学规范是主观与客观的统一，是全人类性与阶级性的统一，是稳定性与变动性的统一。

（二）形式

医学伦理学的基本规范是对人们长期医疗实践中的道德行为的总结和概括，早期在医家之间约定俗成，一般主要采用书面条文的形式表达。有"戒律"、"誓言"、"宣言"、"箴言"、"祷文"形式，还有法典、法规、守则等形式，其中公约也是一种形式。

二、医学伦理学基本规范的内容

（一）《医务人员医德规范及实施办法》

1988 年 12 月 15 日中华人民共和国卫生部颁布了《医务人员医德规范及实施办法》其中第三条对医务人员道德行为作出了规定，是目前我国医疗界普遍采用指导医务人员进行医疗活动的行为准则。

1. 救死扶伤，实行社会主义的人道主义。时刻为病人着想，千方百计为病人解除病痛。

2. 尊重病人的人格与权利。对待病人，不分民族、性别、职业、地位、财产状况，都应一视同仁。

3. 文明礼貌服务。举止端庄，语言文明，态度和蔼，同情、关心和体贴病人。

4．廉洁奉公。自觉遵纪守法，不以医谋私。

5．为病人保守医密，实行保护性医疗，不泄露病人的隐私与秘密。

6．互学互尊，团结协作。正确处理同行同事间的关系。

7．严谨求实，奋发进取，钻研医术，精益求精。不断更新知识。

（二）《中华人民共和国医学生誓词》

1991年国家教委高等教育司颁布了《中华人民共和国医学生誓词》，是我国医学生和从业人员学习和执业的思想道德准则。

健康所系，性命相托。

当我步入神圣的医学学府的时刻，谨庄严宣誓：

我志愿献身医学，热爱祖国，忠于人民，恪守医德，尊师守纪，刻苦钻研，孜孜不倦，精益求精，全面发展。

我决心竭尽全力，除人类之病痛，助健康之完美，维护医术的圣洁和荣誉，救死扶伤，不辞艰辛，执著追求，为祖国医药卫生事业的发展和人类的身心健康奋斗终生。

（三）《临床医师公约》

1996年在中国科学院医学院士、中国工程院院士28人联名倡议下制定了《临床医师公约》，形成具有我国特色的临床医师行业规范，也是临床医学工作者应该遵守的行为规范。

第一，全心全意为人民健康服务，为我国社会主义医疗卫生事业服务；

第二，医术上精益求精，团结协作，保证医疗质量，努力进取创新；

第三，维护严肃、严格、严密的医德医风，廉洁行医，抵制一切不正之风；

第四，提倡敬业尊师，积极扶植后学，努力提高临床服务艺术；

第五，积极开展卫生科普工作，提高群众防治疾病的知识和自我保健的意识。

第四节　医学伦理学的基本范畴

一、医学伦理学基本范畴概述

（一）含义

医学伦理学范畴有狭义和广义之分。广义的医学伦理学范畴是指这一学科领域里所使用的所有基本概念。狭义的医学伦理学范畴则是医学伦理学规范体系的重要组成部分，是与医学伦理原则、规范体系相一致的，一般包括：权利与义务、情感与良心、审慎与保密等。

（二）意义

1．医学伦理学范畴是阐述医学伦理原则，分析医学伦理问题的出发点　医学伦理学基本原则是制定具体原则、规范、范畴的最高指导，占据首要地位，起主导作用。基本原则统率着医学伦理学规范体系的各个组成部分，医学伦理学规范和范畴是贯彻和体现基本原则的内在要求。

2．医学伦理学范畴是指导医疗实践，进行医德教育和培养的基础内容　医学伦理学基本原则是调整医疗人际关系的最基本出发点，贯彻于医学实践的全过程。既为医务人员实践提供了切实可行的行为要求，又指明了不断提高医德修养的方向。指导医务人员树立正确的医德观念，选择良好的医德行为，是评价医疗行为善恶的最高标准，是合格医务人员必备的条件。

二、基本内容

(一) 权利与义务

1. 权利 是指一个人因其在伦理关系中所处的特定位置而使其获得相应的利益。医学伦理学范畴的权利包括病人的权利和医务人员的权利两个方面。

(1) 病人的权利：是指人在患病期间应该享有的权利和必须保障的利益。病人的权利内容也是医生的义务所在，是医疗工作的核心。

(2) 医务人员的权利：是指医务人员在诊疗服务过程中应享有的权利和应获得的利益。

2. 义务 在医疗实践中包括医务人员的义务和病人的义务两个方面。

(1) 医务人员的义务：是指医务人员在医疗服务工作中对病人、对他人以及对社会应负的职业道德责任。医务人员的义务是病人权利得以实现的前提和保障。

(2) 病人的义务：是指人在患病期间要履行的对自己、对他人以及对社会的责任。

(二) 情感与良心

1. 情感 医德情感就是医务人员在一定社会条件下，根据医学伦理原则及规范履行医德义务过程中所产生的爱憎或好恶的情绪和态度。包括三方面的内容：同情感、责任感、事业感。

同情感是最基本的医德职业情感，它表现为对病人的理解和怜悯，急病人之所急，想病人之所想，与病人及家属能共情。

责任感是同情感上升为职业理性和义务，从而促使医务人员把病人利益放在第一位，以减轻病人痛苦挽救病人生命为己任，满腔热忱、千方百计地提高医疗技术水平和服务质量。

事业感是同情感和责任感的升华，也是最高层次的道德情感。表现为医务人员自觉地把本职工作与医学科学发展及人类健康联系在一起，产生崇高而神圣的情感动力，忘我投入工作，把全心全意为人民的身心健康服务作为一种崇高的价值追求。

2. 良心 医德良心是医务人员在履行医德义务过程中对自己所负道德责任的主观认识和评价能力。医学道德良心的实质是自律。无论在什么条件下，都要求自己忠实于病人，忠诚于职业，绝不做违反医德义务、有损病人利益的事。

医德良心的作用贯穿于医务人员行为的始终。在行为之前检查选择自己行为的动机，在行为过程中良心发挥监督调整的作用，行为之后对行为的后果和影响作出评价。

(三) 审慎与保密

1. 审慎 医学道德的审慎是指医务人员在实施诊疗过程中，严谨、周密地思考，认真谨慎地服务。

审慎作为医学道德范畴有助于培养医务人员慎重扎实的工作作风，严谨务实的医疗工作态度，提高医疗服务质量。

首先诊断治疗要审慎，避免由于疏忽大意而导致的医疗差错、事故，保障人民身心健康和生命安全。其次医疗语言要审慎，医务人员必须学习和善于使用恰当的语言与病人沟通，避免语言不慎造成对病人的伤害或引起不必要的误解，有利于良好医患关系的建立。

医疗审慎与胆识相辅相成。审慎绝不意味着犹豫不决，优柔寡断。胆识是要求医务人员在关键时刻要敢于承担风险，善于作出果断决策的勇气。这样的胆识是要以广博的知识、丰富的经验，周密的思考，科学的判断为依据。正所谓"胆欲大心欲细。"

2. 保密

（1）含义：医学伦理学的保密是指保守医疗秘密。主要是医务人员为病人保守隐私和秘密。这是医疗职业的特殊需要，是医务人员为病人利益承担的道德责任。

（2）内容：主要包括两个方面：一是为病人保密。医务人员为病人保守个人的隐私或家庭的秘密。包括特殊的体征、身体的畸形、患病的病史、隐情及病人不愿让人知道的病情等。二是对病人保密。是要求医务人员对病人隐瞒病情或与疾病相关的信息。主要是患有不良预后的疾病，或受病人家属委托不愿让病人知道的病情。在实践中医务人员要对病人的家属或代理人一定要如实告知病情。

医疗保密还涉及保守医务人员的秘密和特殊身份病人的秘密等内容。

（3）作用：医疗保密在医疗实践中有重要作用。坚持这一原则有助于取得病人及其家属的信赖，建立诚信的医患关系，既有利于医疗工作的顺利开展，也有利于提高医疗职业的社会信誉。

（颜景霞）

练 习 题

一、选择题

（一）A1 型题

1. 生命论是（　　）统一的理论。

    A. 生命神圣与人道论　　　　　　　　B. 生命神圣与生命质量

    C. 美德论与义务论　　　　　　　　　D. 生命质量与生命价值论

    E. 义务论与公益论

2. 生命神圣论的积极意义不包括（　　）。

    A. 对人生命的尊重

    B. 推行医学人道主义，反对非人道的医疗行为

    C. 反对不平等的医疗制度

    D. 合理公正的分配卫生资源

    E. 实行一视同仁的医德规范

3. 生命质量的衡量标准不包括（　　）。

    A. 个体生命健康程度　　　　　　　　B. 个体生命德才素质

    C. 个体生命优化条件　　　　　　　　D. 个体生命治愈希望

    E. 个体生命预期寿命

4. 下列不属于公益论的是（　　）。

    A. 人人享有最基本的医疗权利

    B. 当发生个体利益与群体利益矛盾时，以群体利益为重

    C. 当发生局部利益与整体利益矛盾时，以整体利益为重

    D. 当发生眼前利益与长远利益矛盾时，以长远利益为重

    E. 当发生个人与社会之间的矛盾时，以社会利益为重

5. 通过规范或准则的形式确定一个人该做什么，不应该做什么，属于下列哪个理论（　　）。

    A. 美德论　　　　　　　　　　　　　B. 义务论

　　C. 行为功利主义　　　　　　　　　　　D. 规则功利主义

　　E. 人本论

6. 现实中的医疗伤害现象,依据其与医方主观意志的关系,可以分为(　　　)。

　　A. 故意伤害、可知伤害、可控伤害和责任伤害

　　B. 故意伤害、无意伤害、可控伤害和责任伤害

　　C. 故意伤害、可知伤害、可预见伤害和责任伤害

　　D. 故意伤害、可知伤害、可控伤害和不可控伤害

　　E. 故意伤害、无意伤害、可控伤害和不可控伤害

7. 医学伦理学的原则不包括(　　　)。

　　A. 有利　　　　　　　　　B. 知情　　　　　　　　　C. 不伤害

　　D. 公正　　　　　　　　　E. 尊重

8. 下列哪一项不符合医学伦理学的有利原则(　　　)。

　　A. 关心病人的主观利益　　　　　　　B. 预防和减少伤害

　　C. 临床处理要保证只对病人有利　　　D. 选择最大受益最小伤害的治疗

　　E. 尽可能使病人受益

9. 在下述各项中,不符合有利原则的是(　　　)。

　　A. 医务人员的行动与解除病人的疾苦有关

　　B. 医务人员的行动使病人受益而可能给别的病人带来损害

　　C. 医务人员的行动使病人受益而会给家庭带来一定的经济负担

　　D. 医务人员的行动可能解除病人的痛苦

　　E. 受病人或家庭条件的限制,医务人员选择的诊治手段不是最佳的

10. 医学实践中落实尊重原则,表现为(　　　)。

　　A. 医务人员的医疗权应让位于病人的自主权

　　B. 只要是病人的自主选择,医务人员就得尊重并落实

　　C. 对于无法行使自主选择权的病人,医务人员可以代替病人选择

　　D. 对于无法行使自主选择权的病人,医院和医生经过充分的协商,可以代替病人
　　　选择

　　E. 尊重病人自主选择权,包括允许家属代其选择

11. 医务人员的道德规范不包括(　　　)。

　　A. 举止端庄、文明礼貌　　　　　　　B. 尊重病人、一视同仁

　　C. 防病治病、救死扶伤　　　　　　　D. 谨慎保守、廉洁奉公

　　E. 钻研医术、精益求精

12. 下列不属于医师特殊干涉权的是(　　　)。

　　A. 自杀未遂病人拒绝治疗,医生可强迫治疗

　　B. 对需要隔离的传染病病人,医生可限制其活动范围

　　C. 对知情同意病人的试验性治疗出现高度危险时,医生必须中止实验

　　D. 当了解疾病对病人不利时,医生有权隐瞒真相

　　E. 当病人怀疑医生的诊断时,医生有权中止对病人有利的正确治疗

13. 不符合临床诊疗工作中的最优化原则的选项是(　　　)。

　　A. 安全无害　　　　　　　　　　　B. 耗费最少

　　C. 痛苦最小　　　　　　　　　　　　D. 效果最佳

　　E. 经济效益最好

14. 医患交往时医务人员不要使用如下语言（　　　）。

　　A. 刺激性语言　　　　　　　　　B. 解释性语言

　　C. 礼貌性语言　　　　　　　　　D. 保护性语言

　　E. 安慰性语言

15. 在治疗中确诊患者为不治之症时，医生妥当的做法应是（　　　）。

　　A. 对患者绝对保密

　　B. 同时向患者本人及家属宣布病情危重程度

　　C. 将诊断书直接交给患者本人

　　D. 征求家属意见，尊重患者意愿，向患者家属如实交代病情

　　E. 将假诊断书交给患者，隐瞒病情和预后

16. 在下列各项中，对病人不会造成伤害的是（　　　）。

　　A. 医务人员的知识和技能低下

　　B. 医务人员的行为疏忽和粗枝大叶

　　C. 医务人员为治疗疾病适当地限制或约束病人的自由

　　D. 医务人员对病人呼叫或提问置之不理

　　E. 医务人员强迫病人接受检查和治疗

17. 公正不仅指形式上的类似，更强调公正的（　　　）。

　　A. 本质　　　　　　　B. 内容　　　　　　　C. 基础

　　D. 内涵　　　　　　　E. 意义

18. 下列哪一项是医务人员的权利（　　　）。

　　A. 平等医疗权　　　　　　　　　B. 知情同意权

　　C. 医疗干涉权　　　　　　　　　D. 支持医学科学研究和发展

　　E. 尊重病人，保护病人的隐私权

19. 在医疗工作中，医师应具备最基本的医德感情是（　　　）。

　　A. 克己　　　　　　　B. 同情　　　　　　　C. 利人

　　D. 仁慈　　　　　　　E. 正直

20. 关于医务人员的同情感，错误的是（　　　）。

　　A. 它是医务人员发自内心的情感

　　B. 它是促使医务人员为病人服务的原始动力

　　C. 它是医德情感内容中低层次的情感

　　D. 它是责任感的基础

　　E. 它比责任感具有较大的稳定性

21. 关于医德情感，正确的说法是（　　　）。

　　A. 它与医德义务无关　　　　　　B. 它以医务人员个人的需要为前提

　　C. 它应能满足病人的一切需要　　D. 它是医务人员的盲目冲动

　　E. 它是医务人员内心体验的自然流露

22. 医德义务的特点是（　　　）。

　　A. 医务人员对服务对象的一种承诺　　B. 不以获得权力为前提

  C. 以提高医疗质量为目的   D. 以规章制度为保障

  E. 以法律规范为保障

23. 下列哪一项违背了医师的道德义务（　　）。

  A. 保守病人的隐私   B. 尊重病人的宗教信仰

  C. 抢救垂危病人时要敢于承担风险   D. 强迫病人进行必要的治疗

  E. 对病人及家属进行医学科普和健康教育

24. 良心是（　　）。

  A. 医务人员对他人所负道德责任的评价能力

  B. 医务人员对他人和社会所负的道德责任

  C. 医务人员对他人行为的评判

  D. 医务人员对自己所负道德责任的自我感知能力

  E. 医务人员内心世界的自然流露

25. 关于医德良心，下述提法中错误的是（　　）。

  A. 医德良心在行为前具有趋利避害的选择作用

  B. 医德良心是对道德责任的自觉认识

  C. 医德良心是对道德情感的深化

  D. 医德良心在行为中具有监督作用

  E. 医德良心在行为后具有社会评价作用

（二）A2 型题

26. 张某遇车祸昏迷，车主逃逸，被行人送往医院。下列哪种医疗行为是正确的（　　）。

  A. 等待与家人取得联系，再行抢救

  B. 联系家人缴纳医疗费再行抢救

  C. 请示医院同意，先行抢救再想办法与家人联系

  D. 等待家人签订同意书，再行抢救

  E. 按救死扶伤的精神，免费为患者治疗

27. 病人宋某，男，56 岁，因左小腿丹毒复发到某医院就诊，医生给他开了价格昂贵的新抗生素，病人要求改用上次发病用过的，有效而便宜的青霉素，医生不耐烦地说："是你说了算，还是我说了算？难道我还会害你？"病人无奈，只好百思不得其解地离去。请你对医生的言行进行医德评价，这位医生的行为主要违背了哪一项伦理原则（　　）。

  A. 医疗资源分配的公正原则

  B. 谋求病人利益最大化的有利原则

  C. 对病人人格尊严及自主决定的尊重原则

  D. 不因医疗措施不当而给病人造成伤害的不伤害原则

  E. 医务人员对诊疗工作负责的有利原则

28. 王某，女，17 岁，因患右乳房纤维瘤住院行肿块切除术，术中做常规冰冻病理切片，结果提示，肿块部分癌变。该案例中医生的何种选择在道德上是最佳的（　　）。

  A. 右乳房作根治术   B. 右乳房纤维瘤切除术

  C. 右乳房做大部切除术   D. 与家属商量后再决定手术方案

  E. 与家属商量同意后即做大部切除术，并加以随访

29. 病人许某，女，23 岁，未婚，急腹症急诊住院。右下腹压痛和反跳痛，立即以急性

阑尾炎进行手术。术中阑尾正常,却为右侧输卵管妊娠破裂出血,医生及时做相应的手术。病人请求医生为其宫外孕保密。医生为了病人,对其母亲保守了私密,其母却要追究医生的误诊责任。从伦理学的角度,本案例如何解决为最上策( )。

    A. 让病人母亲去问女儿

    B. 主动告诉病人母亲事实的真相

    C. 说服病人,让其自己向母亲说明真相

    D. 尊重病人的权利,为病人保密,承担责任

    E. 在通知病人的前提下,告诉病人母亲事实的真相

(三) B1 型题

(30～32 题共用备选答案)

    A. 公正   B. 平等   C. 良心

    D. 同情   E. 保密

30. 属于医学伦理学情感范畴的是( )。

31. 属于医学伦理学原则的是( )。

32. 既是医学伦理学的范畴,又是医学法律规范的是( )。

(33～35 题共用备选答案)

    A. 有利、公正   B. 权利、义务

    C. 廉洁奉公   D. 医乃仁术

    E. 等价交换

33. 属于医学伦理学基本范畴的是( )。

34. 属于医学伦理学基本原则的是( )。

35. 属于医学伦理学基本规范的是( )。

(36～38 题共用备选答案)

    A. 医生对病人的呼叫或提问给予应答

    B. 医生的行为使某个病人受益,但却给别的病人带来了损害

    C. 妊娠危及母亲的生命时,医生给予引产

    D. 医生给病人实施粗暴性的检查

    E. 医生尊重病人是指满足病人的一切要求

36. 上述各项中属于医生违背不伤害原则的是( )。

37. 上述各项中属于医生违背有利原则的是( )。

38. 上述各项中属于医生违背尊重原则的是( )。

(39～40 题共用备选答案)

    A. 一些医院片面追求最大利益,一些医务人员把医疗权力,技术当作牟取个人不正当利益的手段

    B. 医疗服务不但要立足于现实,而且要立足于发展

    C. 在行为前选择,在行为中监督,在行为后评价

    D. 不将危重疾病的真实情况告诉患者

    E. 在医疗服务中用尊称、敬称

39. 属于保密内容的是( )。

40. 属于良心作用的是( )。

二、思考题

1. 简述生命神圣论与生命质量论、生命价值论的主要观点。
2. 医学人道论的主要内容有哪些?
3. 简要回答医学公正论的主张。
4. 医学伦理学基本原则的内容有哪些?
5. 简述医学伦理学的具体原则及要求。
6. 简述我国医务人员规范的内容。
7. 简答医德保密的内容。

三、案例分析

1. 林某是一位 5 岁女孩,因患肾小球肾炎继发进行性肾衰竭,在医院住院 3 年。医生与其父母商量实施肾脏移植手术,检查发现病人的组织类型很难找到供体,经检查后其父亲被认为是最适合的供体。医生与其父亲谈话,父亲考虑再三,决定不做女儿肾移植的供者,因为他担心移植后预后难测,自己缺乏勇气。但他同时要求医生为其保密,以避免家人责怪是他放弃了女儿生存的机会。

问题:如果你是这位医生,应该怎样做?请用医学伦理学相关的原则加以分析。

2. 病人孙某,女,9 岁。因颈部包块来院就诊,经认真检查确诊为甲状腺癌,并有颈淋巴结转移。经周密考虑,医生同孙母谈了如下内容:

(1)根据病人所患癌症的病理类型分析,病人对化疗、放疗不敏感。放疗、化疗只能起到短期的维持作用,几乎没有根治作用。

(2)常规甲状腺癌根治术有较高的 5 年存活率,手术的成功率希望较大,但术后不可避免地会造成颈部塌陷变形,肩下垂,身体外观和功能都要受到一定的损害。

(3)改进型甲状腺癌根治术的 5 年存活率无明确定论,有文献报道效果较好。术后不会出现身体外观的明显改变。但本院只有 2 名医生学习过该手术,本院尚未开展此手术,手术成功的把握较小。

问题:试根据医学伦理学的基本理论,分析孙母应该作出何种选择。

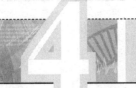

第四章

医疗人际关系伦理

学习要点

1. 掌握：医患关系的基本模式；医生、患者的权利与义务；医患关系的主要影响因素；医患沟通的伦理意义。

2. 熟悉：医患关系的含义，医际关系的含义和模式，医际关系的主要影响因素，医患沟通的伦理准则。

3. 了解：医际关系的基本类型；建立良好医际关系的意义；临床实习的伦理要求；医患沟通的伦理目标。

4. 学习医疗人际关系伦理是在医疗活动中建立良好医患关系的道德保障。

第一节　医患关系伦理

一、医患关系概述

(一) 医患关系的含义

医患关系是医疗人际关系中最重要的关系。医患关系有狭义和广义之分。狭义的医患关系是指医疗活动中医生和病人之间的相互关系。广义的医患关系是指医生和病人之间的关系，"医"不仅指医生、护士、医技人员，而且还包括医院后勤管理人员。"患"不仅指病人，而且还包括与病人有关联的亲属、监护人、单位组织等群体。

(二) 医患关系的性质

医患关系是基于特定的医疗活动而建立的人际关系。这种人际关系以医疗活动为前提，在医疗活动中双方的目的是一致的，医患双方的目的都是为了使病人恢复健康。这种人际关系具有以下两种性质。

1. 信托关系　在医患关系中病人出于对医务人员的信任，把自己的生命健康托付给医生，并相信医生能完成这种托付；医务人员运用所掌握的医学知识和技术努力维护病人的生命健康，完成病人赋予的信托。

2. 契约关系　在医疗活动中，医患双方在相互信任的基础上，共同维护病人的生命健康利益，形成非法律性的关于各自的责任与利益的约定。

二、医患关系的基本模式

（一）维奇模式

1. 纯技术模式　纯技术模式又称工程模式。在这种模式中，医生从事医疗工作只管技术，仅充当纯粹科学家的角色。

2. 权威模式　权威模式又称教士模式。在这种模式中，一切均由医生决定，医生具有很大的权威性，不仅可以作出各项医疗决定，而且还具有作出道德决定的权利。病人缺乏自主权，不利于调动病人的主观能动性。

3. 契约模式　这种模式是指医患双方是一种非法律性的关于医患双方责任和利益的约定关系。

（二）萨斯 - 荷伦德模式

1. 主动被动型　医生主动进行医疗活动，病人被动接受治疗，是一种不平等的医患关系。这种关系主要适用于急诊治疗，例如病人发生严重创伤、昏迷、大出血、休克昏迷或严重精神病病人等。这种模式与生活中父母与婴儿之间的关系相似。

2. 指导合作型　这种模式中医患双方在医疗活动中都具有一定程度的主动性，医生仍然具有权威性，起技术指导作用；病人接受医生的指导，忠实执行医嘱，配合治疗，并可以对治疗措施提出意见和要求。这种关系适用于能够表达自己主观意志的病人，特别是急性病病人。这种模式与生活中父母与少年或青年之间的关系相似。

3. 共同参与型　在这种模式中，医生与病人具有近似同等的权利，病人与医生配合，双方相互尊重，共同参与治疗方案的决定和实施。这种关系适用于有一定教育水平的病人或大多数慢性病病人，几乎所有的心理治疗均属于这种模式。这种模式与生活中成人与成人之间的关系相似。

（三）布朗斯坦模式

1. 传统模式　在这种模式中，医生拥有绝对的权威，可以为病人的诊疗作出决定，病人则听命服从，执行医生的决定。

2. 人道模式　在这种模式中，医生不仅要给予病人医疗技术方面的帮助，而且要对病人有关切和负责的态度。人道模式体现了对病人意志和权利的尊重，在诊疗过程中，病人可以主动参与医疗过程，并在医疗决策中承担责任。这是一种具有优越性的模式。

三、医生的权利与义务

医生在医疗活动中处于主体地位，医生素质的全面提高对于提高医疗质量具有重要意义。医生素质的提高与其对自身权利和义务的自觉意识有直接关系。

（一）医生的权利

医生的权利主要是指法律和道德上所赋予医生的权利。《中华人民共和国执业医师法》第二十一条对医师在执业活动中享有哪些权利做了具体的规定。

第一，在注册的执业范围内，进行医学诊查、疾病调查、医学处置，出具相应的医学证明文件，选择合理的医疗、预防、保健方案；第二，按照国务院卫生行政部门规定的标准，获得与本人执业活动相当的医疗设备基本条件；第三，从事医学研究、学术交流，参加专业学术团体；第四，参加专业培训，接受继续医学教育；第五，在执业活动中，人格尊严、人身安全不受侵犯；第六，获取工资报酬和津贴，享受国家规定的福利待遇；第七，对所在机构的医疗、预防、保健工作和卫生行政部门的工作提出意见和建议，依法参与所在机构的民主管理。

医生权利的行使是为了更好地实现救死扶伤的义务，如果偏离了此目的追求个人私利，就是不道德的行为。在特定情况下医生为保证病人自身、他人和社会的利益，可以行使特殊的医疗干涉权。病人了解病情及预后有可能影响治疗过程，甚至对病人造成不良后果时，医生有权隐瞒病情的真相。

（二）医生的义务

1. 诊疗疾病和减轻痛苦
2. 解释、说明的义务
3. 保密的义务

四、病人的权利与义务

（一）病人的权利

病人的权利一般是指病人在患病期间应有的权利和必须保障的利益。

1. 基本医疗权
2. 疾病认知权
3. 知情同意权
4. 保护隐私权
5. 监督权
6. 休息与免除社会责任权
7. 医疗赔偿权

（二）病人的义务

病人在享受社会给予权利的同时，也必须履行对他人、对社会应尽的义务，病人的义务可归结为：

1. 保持和恢复健康的义务
2. 积极接受医疗的义务
3. 遵守医院规章制度的义务
4. 支持医学科学研究的义务

五、影响医患关系的因素

医患之间原本是没有利益冲突的，而且双方在对方的利益上都可以得到体现和满足。但是，受一定的社会因素和医学科学发展的影响，以及医患双方道德水平和客观因素的制约，医患之间仍然存在着矛盾。随着新时期医疗市场化趋势及相关社会保障体系迅速发展，医患关系的内涵比以前任何时期都有所扩大。

（一）医务人员因素

1. 医务人员的服务态度
2. 医务人员的伦理素养
3. 医务人员的心理状态

（二）病人因素

1. 对健康的期望值过高
2. 病人的道德修养

3. 病人的心理状态

（三）医院管理及社会方面

由于医院的规章制度不健全，管理不科学，出现交叉感染、医疗与护理差错；过多地强调经济效益，忽视社会效益；医院秩序混乱，医疗设备和生活配套设施不完善等，都会对医患关系产生影响，这也是造成医患关系紧张的重要因素。

六、防患医患纠纷的伦理要求和法律规范

在医患关系中，医患纠纷已经成为我国社会的一个热点问题。医患纠纷与医院管理、医务人员的技术水平以及医务人员违背医德规范都有一定的关联。良好的医德是提高医疗质量和防患医患纠纷的关键。所以，为了提高医疗服务质量，避免和化解医患纠纷，还必须遵循一定的伦理要求和法律规范。

（一）重视职业道德的培养

医务人员尽职尽责为病人服务，这是医疗职业道德的要求。医务人员一方面要不断地提高自己的道德修养，另一方面要刻苦钻研医术，良好的职业道德和技术水平是避免医患纠纷的关键。

（二）尊重病人，加强医患沟通

医务人员要尊重病人的生命、权利和人格尊严，平等地对待病人。医务人员平等对待所有病人的原因，除了基本的道德要求，还在于医务人员的职责和病人的就医权利。

（三）普及伦理、法律知识

医务人员要加强伦理、法律知识的学习。如果医务人员缺乏伦理、法律方面的知识，那么就可能会导致忽视病人的权益或者在遇到一些伦理问题时不知所措。

第二节　医际关系伦理

一、医际关系概述

医际关系是医疗人际关系的重要组成部分。现代医学的发展使医疗机构内部的分工越来越细，医生、护士、医技人员和管理人员等逐步形成庞大的医疗卫生系统。医际关系的状况直接影响着病人的医疗活动，影响到医疗服务的质量和效果。

（一）医际关系的含义

医际关系是指医疗卫生系统内部人员之间所形成的一种关系。广义的医际关系是指医务人员相互之间、医务人员与行政管理人员、后勤人员之间的关系；狭义的医际关系是指医生与护士、医技人员之间的关系。我们平时所讲的人际关系，一般主要针对狭义而言。

（二）医际关系的模式

由于现代医院的分工较细，辅助医疗科室日益增多，因此医务人员在医疗实践中，所承担的责任和分工也有所不同，从而导致医际关系产生出不同的模式。医务人员之间的关系模式归纳起来主要有以下几种类型：

1. 主从型
2. 指导型
3. 互补型

4. 竞争型

二、影响医际关系的主要因素

在医疗实践活动中,随着社会发展、医学科学技术的进步和医务人员自身素质的变化,医际关系也在随之发生变化。

(一) 社会因素的影响

医际关系属于意识形态范畴,古代的医际关系是独立行医,个别交往的关系。到了近代,逐渐建立起医院,医务人员相对集中,联系紧密,因此近代的医际关系是团结合作的关系。

(二) 医学科学发展的影响

传统医学的医际关系相对松散,医生之间相互交流和合作的机会很少。现代医学的快速发展,使得医学分科越来越细,医生的分工越来越专一,现代医学形成的系统医学要求医务人员密切合作,相互配合,共同完成救治病人的任务,因此现代的医际关系既有独立性又具有相互的协作性。

(三) 医务人员自身素质的影响

医务人员的自身素质对和谐医际关系的构建有着重要的作用。如果医务人员能够尊重同行的人格、意见和他人的成就则有利于改善医际关系。相反,如果医务人员思想道德素质差,自私自利,就很难建立和谐的医际关系。

三、建立良好医际关系的意义

建立良好的医际关系是发展和谐医患关系的客观需要,对于正确处理医务人员之间的关系和充分发挥医疗卫生部门的社会功能有着重要的意义。

(一) 有利于现代医学的发展

现代科学技术对医学的影响越来越明显,自然科学、社会科学、人文科学的相关研究成果和技术,在医学中得到了广泛应用。医学学科间以及医学与相关学科间的相互渗透、融合出现了综合趋势。医务人员除了要努力扩大自己的知识面外,还要加强学科间的协作和互相配合。

(二) 有利于发挥医院的整体效应

和谐的医际关系是医院内涵建设的重要指标。医际关系的好坏直接影响到医院群体合力的发挥。

(三) 有利于建立和谐的医患关系

医务人员之间的相互关系是以病人为中心建立的。医疗过程中的任何一个环节,都需要医务人员的相互配合,才能有利于病人疾病的诊治与机体康复。

(四) 有利于医务人员的培养与成才

医务人员的成长除需自身努力外,还要有良好的外部环境。和谐的医际关系可以使医务人员在工作中发挥更大的主观能动性,同时也是获得同事信任、支持和帮助的前提。

四、医际关系的伦理要求

医务工作者为了救死扶伤的崇高职责走到一起,应自觉规范自己的行为,建立和谐的医际关系。

（一）共同维护病人利益和社会公益

救死扶伤、为人民的健康服务是医务人员共同的职责和义务。在诊疗过程中，医务人员应从各自的工作职责出发，共同维护病人的利益，对于有损病人生命健康的事情应及时阻止，不能为维护医际关系而损害病人的利益。

（二）彼此平等，互相尊重

医务人员在工作中虽然岗位不同、分工不同、职责权限不同，但人格是平等的，都是通过自己的劳动为病人的健康服务。但是这种平等是相对的，不平等是绝对的，应力求在不平等中求平等。

（三）彼此独立，求同存异

医务人员为了病人的利益，应相互尊重彼此职业的独立性。由于医务人员的个人经历不同，思想性格不同，很容易造成差异，只按自己的尺度去要求别人，是根本办不到的。

（四）彼此协作，互相监督

在医学实践中不论是临床医疗、教学科研还是预防疾病，都需要各个部门的医务人员共同参与和相互协作。在协作中要明确协作是相互的、互利的，不能以个人为中心，要采取积极主动的态度，才能达到实质的、持久的协作，而不是表面形式上的协作。在协作的过程中还应做到相互监督。

（五）互相学习，共同提高

互相学习是医务人员的美德。医务人员的年龄、资历、专业经验和技能等都不尽相同，每位医务人员都各有优势与短处，相互学习可以取长补短，有利于综合性研究和疑难危重病的攻关。同行之间相互学习、取长补短，既是相互间友善关系的表现，也是高尚医德的体现。

第三节　临床实习伦理

一、临床实习概述

（一）临床实习的意义

1. 医学生培养职业技能的关键环节　作为一名医学生，在学习理论知识时一定要打好基础，为未来的实践操作打下坚实的理论基础。在实际的操作中应多向带教医师学习，仔细观察病人的临床表现，在点滴中积累经验，使自己的理论知识得到进一步的提高。

2. 医学生养成医学伦理素质的关键环节　在临床实习的过程中，医学生不仅应该学习带教老师们扎实的操作技巧，而且还应该学习他们高尚的医德和严谨的工作作风，在带教医师的言传身教中学习一名医生应该具有的品德和临床经验。

（二）临床实习的特点

1. 病例选择的机会性　在学习的过程中，医学生只能通过实习医院有限的现有病人来进行学习，对一些没有实际例子的病情和知识则只能通过带教医师的讲解和有关图谱进行学习，这些知识需要医学生在日后的工作和学习中进行更深层的学习和研究。

2. 实践教学任务的复杂性　医学院校的附属医院往往承担着不同教学层面实习生的实践教学任务，这给附属医院的实习教学带来了一定的困难。由于学生们所掌握的基础知识和实际水平存在差异，因此医学生一定要在课前做好预习准备和练习。

3．权利之间的矛盾性 当进行临床实践时,在一定程度上会和病人的隐私权产生冲突。但是由于医学研究的特殊性,对病人进行观摩、检查又是医学学习不可或缺的一部分,因此在临床实践的过程中需要实习学生和带教医师正确处理。

(三) 临床实习中的常见问题

1．法律法规欠完善 随着人们法律意识和维权意识的逐渐增强,现在自愿做教学模型的病人越来越少,这一现象为我们的教学实习带来了一定困难和阻碍,我国现行法律在此方面也没有进一步的明确规定。医学生在进行实习操作的时候应该对此问题加以重视,既不能不作为,也不能乱作为。

2．医患沟通欠通畅 由于现在医患关系的紧张和病人法律意识的增强,病人对自己在就诊过程中的诸多问题都有一定的自主维权意识。因此,临床带教医师在临床实践操作教学过程中,应该与病人进行必要的沟通,了解病人的情况,取得病人的同意后再进行教学,以免病人在不知情的情况下导致不必要的冲突。

3．实习学生欠自觉 在实习过程中,由于理论知识不扎实及实践经验较少等原因,常导致实习学生在操作时存在着一定的弊端,许多病人并不认可由实习学生进行的操作和治疗。

二、临床实习学生的伦理角色

(一) 临床实习伦理的概念

临床实习伦理是指在临床实习的过程中,实习学生认识和处理临床实习伦理问题的活动现象、关系现象和意识现象的总和。临床实习伦理主要包括实习学生与病人之间的伦理、实习学生与带教医师之间的伦理以及实习学生之间的伦理等。

(二) 临床实习学生的伦理角色

在学生进行临床实践时,不仅是知识的学习由理论知识转变为实践操作,而且学生的伦理角色也由"医学生"慢慢向"准医生"进行过渡,学习的途径也由书本变成了实际的病人。

(三)"准医师"的伦理角色定位

1．学生角色 学生进行临床实习的最终目的是成为临床医师,实习的过程就是进行角色的转换和实际知识的学习,但是学生在实习过程中,身份终究还是学生,学生并不具有独立的诊断权和处方权,同时也没有承担法律责任的义务。

2．医师助手的角色 医师助手是一个特殊的伦理角色,不仅是带教医师的助手,而且也是带教医师的学生。作为医师助手,也是从学生向临床医师过渡的一个角色。医师助手在实习期间还应该努力学习各项与工作相关的行业知识,包括临床护士的护理方法和操作,以及医院的各项法律法规等。争取为自己多积累宝贵的经验,养成良好的职业习惯,为以后的职业生涯打下坚实的基础。

三、临床实习的伦理要求

(一) 提高医德认识

由于医生这一行业的特殊性,因此对医生的道德水平具有严格的要求,学生在学习专业知识的同时,还应该多向医德深厚的老师学习,在老师的言传身教中提高自己的道德意识。因此,实习学生要不断地学习医德的相关知识,将高尚的医德融入日常的实践操作和学习中。

（二）提升业务水平

医学作为一门实践科学，要求医生具有严谨的知识储备和精准的操作技能，要成为一名合格的医生，需要在学习基本的理论知识之后，掌握必要的基础技能。在实际操作的学习过程中，要认真学习带教医师的教学过程，在疾病的发病机制、临床表现以及病情转化等众多方面都应该进行细致认真的观察和学习，在学习之后要思考所遇到的问题和难点，并提出自己的观点和问题，在问题中得到经验的积累。

（三）培养敬业精神

救死扶伤、忠于职守是医务人员最基本的道德修养。只有具有敬业精神，才能将这一具有人文精神的学科领悟，从而完成较高要求的医学工作。

第四节　医患沟通伦理

（一）医患沟通的概念

医患沟通（doctor-patient communication），是指在医疗卫生和保健工作中，医患双方围绕疾病的预防、诊断、治疗、康复等相关问题，以医方为主导，通过各种有效的全方位信息的多途径交流，科学地指引病人及其家属进行治疗方案的认定及其配合治疗，使医患双方达成共识并建立信任合作关系，达到维护人类健康、促进社会发展和社会进步的目的。

狭义的医患沟通，是指医务人员在日常诊疗过程中，与病人及其家属就诊断、治疗、康复及相关因素（如费用、服务等），主要以诊疗服务与被服务的方式进行的沟通交流。广义的医患沟通，是指各类医务工作者、卫生管理人员及医学科学工作者和医学教育工作者。主要围绕医疗卫生和健康服务的法律法规、政策规章、道德规范、医疗技术与服务标准、医学科研及医学人才培养等方面，以非诊疗服务的各种方式与社会各界进行交流，如制定新的医疗卫生政策、公开处理个案、健康教育等。

（二）医患沟通的伦理意义

1. 实践"人是目的"的伦理价值　医患沟通倡导对人的关怀，主张以人为中心的医学价值观。病人在就医的过程中享受着知情权、隐私权等众多权利，在医疗的境遇下，实施"以病人为中心"的沟通模式，最大限度地保证病人的应有权利，会在某一程度上改善医患关系。

2. 发挥道德情感的传递作用　医生即使在高强度的压力下也应该保持自己的职业操守和道德水平，希望能以一种人文、平和的态度来面对医患关系中出现的问题，有时也许医生一句温暖的问候，一句推己及人的关怀就可以拉近医生与病人之间的隔阂与距离。医生的这种职业活动也可以感染身边其他的社会成员。

3. 推动人道主义精神的发展　医务人员的天职就是救死扶伤，人道主义的核心就是尊重人的权利，维护人的尊严。沟通对于个人身心的健康、人格的健全和融洽的人际关系等都具有至关重要的作用。医患之间的有效沟通有利于人道主义精神的传播与发展。

4. 促进医患双方道德境界的提升　道德境界的升华需要道德实践提供的不竭动力。寄望于整个社会条件的改善，寄希望于他人的帮助，没有主动、自强的精神，就永远也不会实现医德境界的升华。在新医改环境下，医患之间紧张的关系虽有所缓解，但依然处于比较敏感的时期。制度改革尚需长期推进，在就医过程中，希望医生可以拿出一种人道主义的关怀精神，站在病人的立场上为病人考虑，这个过程不仅是医德的提升，更是自我精神境界的一种提高。

（三）伦理在医患沟通中的作用

1．奠定医患沟通的思想基础 在医患接触的过程中，当矛盾出现的时候，医生首先应该出于人道主义精神，站在病人的角度全面思考。当问题出现的时候，医生可以选择逃避责任或是帮助病人尽力解决问题，当然前者是有悖于道德伦理的。有些医患纠纷最后诉诸法律，与先前的沟通缺乏伦理基础不无关系。

2．营造医患沟通的良好氛围 医学伦理是调整医患关系、医务人员相互关系以及医务人员与社会关系的行为规范，涉及医务人员的心理、情感、态度、意志、信念等一系列问题。医患沟通包含了医患之间的认知沟通、情感沟通、行为沟通以及语言与非语言的沟通。

3．提供医患沟通的行为准则 伦理是调整和处理人际关系的行为规范。医患沟通是特殊的人际互动行为，两者之间具有共通性。伦理在一般人际交往层面提倡真心诚意、与人为善、文明礼貌、推己及人、豁达谦让、宽容大度、平等尊重、言而有信等道德要求，在医学职业领域则要求仁慈博爱、一视同仁、知情同意、保守医密、医言文雅、医行端庄、医风廉洁等。这些对指导医患双方的思想行为、保证医患沟通的正常进行具有重要意义。

（四）医患沟通问题的伦理考量

1．沟通缺失，医患之间失去彼此信任的纽带沟通 医生如果能在行医的过程中始终保持一种人文关怀的精神，这样的沟通一定会使医患之间的沟通交流卓有成效。在医患沟通中，医生的话对病人是有权威性的。在沟通过程中，如果医生坚持科学和审慎的原则，病人对他的信任度将会提高，他的诊断将会对病人产生积极的导向作用。

2．沟通简单，病人的知情同意权得不到实现 知情权是病人一项很重要的权利，但这种权利的实现往往需要医患之间的配合。现在医患之间的沟通和交流不是十分完全，病人在就医的过程中对自己的病情以及自己所要接受的治疗不是十分了解，这就导致病人在接受治疗的时候只能对医生的指示唯命是从，再由于病人的经济状况不尽相同，医生在制订治疗方案的时候没能恰当的与病人的实际情况相结合，导致病人对自己所要承担的医药费不完全了解，在这种矛盾下很容易发生医患冲突。

3．沟通不畅，导致病人对健康期望值过高 在现代医学领域中还存在着许多没有解决的疾病，但是病人的知识程度使得他们还没有认识到这一点，因此病人往往对自己的疾病存在着过高甚至是不切实际的要求，因此病人在付出了高昂的医药费后却没有得到自己理想的治疗效果就会将原因归咎到医生的身上。

二、医患沟通的伦理准则

（一）尊重

尊重准则要求医务人员尊重病人的信仰、习惯、感情，尽力满足病人的正当要求，不能利用自己的医疗知识和经验歧视病人。当然，病人也必须尊重医务人员的人格与劳动，自尊，自爱，自觉地履行自己的健康道德和责任，积极配合医生的治疗。

（二）有利

有利原则是将病人利益放在第一位的伦理准则，要求医务人员的所作所为要有利于病人，最大限度地保护病人的利益、促进病人的身心健康。

（三）公正

公正准则是指同样有医学需求的病人应得到同样的医疗待遇。在基本的医疗照顾上，公正力求做到每个成员都享有平等的生命健康权和医疗待遇；但在特殊的医疗照顾上，力求做到社会成员享有相对平等即合理差异的医疗保健服务。

（四）诚信

诚信是医患沟通必须遵守的一个基本原则。要求医务人员应诺而有信，自觉遵守诺言，取信于民。对患方而言，应如实告知自己的病情，严格遵守医嘱，积极配合诊治，按照规定和相关要求交纳医疗费用。

（五）文明

文明原则是医务人员在医疗职业中必须遵循的基本规范。文明原则在医患沟通中主要表现为语言文明和举止文明。

三、医患沟通伦理目标

（一）注重心理治疗效果

1. 洞察病人心理，改善病人心态　在现代社会强大的生活压力之下，人们的忧虑感愈发沉重，"亚健康"的人群也越来越多。经济状况不好、家庭关系不和谐、工作状况不满意等对医患沟通的影响尤为明显。

2. 从心身两个方面综合看待病人　医务人员的每一句话、每一个动作甚至是每一个细微表情都会使病人产生一定的心理反应。病人心理的变化规律是每一个医生应该认真思考和把握的。一方面医生要特别注意自己的言谈举止，以免无意中对病人造成心理伤害，加重病人的心理负担；另一方面由于职业的特殊性，医生最了解病人的心理，也最容易帮助病人消除心理障碍，走出心理误区。

（二）增进医患的相互信任

1. 取得双方共识　由于病人对医生的工作不是十分的理解，同时由于病人对自己的病情可能存在着一些不切实际的要求，因此这些矛盾和不了解可能导致医患问题的出现，所以究其原因，主要是医生与病人之间的交流和沟通还存在着问题。医生在与病人的沟通中应该使病人对自己的病情发展、所会引发的并发症、治疗过程的不良反应等有充分的了解，这样可以缩小双方在专业知识上的差距，并避免了这种差距所带来的矛盾。从根本上排除医患双方相互理解和相互信任的障碍，为治疗和康复营造轻松和谐的工作环境。

2. 增进相互信任　临床治疗的成功在很大程度上取决于医务人员同病人之间建立信任、同盟关系的能力。如果医务人员不善于和病人做深入的交流，不能够对病人关心的问题给予解答，不进行积极的心理疏导，这种以相互信任为基础的同盟关系就很难建立，工作也会面临不利和被动的局面。医患双方的努力要比医务人员单方面的努力效果要好得多，病人的支持和理解是医务人员工作成功的一半。有效的交流和沟通能够提高病人的认知，增强病人的安全感，增加对医生的信任和理解，促进医患关系的改善，为医疗工作带来良好的沟通环境。

（三）体现人文关怀理念

医患关系不仅是一种契约性质的法律关系，而且更是一种情感关系。沟通是加深医患双方感情联系的重要途径，是医疗服务人性化的重要体现。

1. 完善医院亲情化服务方式　医务人员关爱病人的身体状况、治疗效果等，都能够使病人感到医生的关怀和理解。通过和病人进行心与心的对话，哪怕是一声叮咛、一句问候，都能使病人对医生产生亲切感，增强内心的安全感，减少思想上的忧虑，以高度的信任和坚定的信心积极配合医生的治疗。这些细节都是在当前医疗服务中必不可少的工作目标，而这也正是目前许多医院和众多医务人员所缺少的。

2. 传递对病人权利的尊重 有效的沟通是尊重病人权利及其人格的重要体现。医患双方应在平等的基础上进行交流和互动。医生以诚相待，一视同仁，发扬济世救人的宽阔胸怀和宽容精神，让病人感觉到医务人员对自己的重视，感受到自己的价值。特别是对一些重要的决断和治疗，一定要和病人交流，让病人有参与权。沟通是现代医生应当具有的职业素养和伦理要求，在医患关系紧张的现状下，医生更应该提升自己的沟通能力，发扬人道主义情怀，为病人提供良好的就医环境，使医患之间的关系得到进一步的改善。

（王柳行）

练 习 题

一、选择题

（一）A1 型题

1. 患方的权利不包括（　　）。

  A. 享有合理限度的医疗自由

  B. 知情权和同意

  C. 患者享有随时要求医生开假条休息的权利

  D. 隐私权

2. 关于医患关系的性质中错误的是（　　）。

  A. 信托关系　　　　　　　　　　B. 契约关系

  C. 平等关系　　　　　　　　　　D. 对立关系

3. 患者的权利不包括（　　）。

  A. 平等的医疗权

  B. 病人的经济免责权

  C. 诉讼权与获得赔偿权

  D. 要求保护隐私权和免除一定的社会责任权

4. 不是医方义务的一项是（　　）。

  A. 替病人支付医疗费用　　　　　B. 诊疗疾病和减轻痛苦

  C. 解释、说明的义务　　　　　　D. 保密的义务

5. （　　）是指患者有权利知晓自己的病情，并可以对医师提供的治疗方案决定是否予以采纳。

  A. 平等的医疗权　　　　　　　　B. 医疗监督权

  C. 隐私保护权　　　　　　　　　D. 知情同意权

6. 良好的医患沟通能够融洽医患关系，不准确的是（　　）。

  A. 沟通使医患形成共同认知　　　B. 沟通使医患建立情感

  C. 沟通是医患互相满足尊重的需要　D. 沟通使患者获得应得的利益

7. 不属于患方义务的一项是（　　）。

  A. 配合医师诊疗

  B. 在医方告知的情况下，患者对自己的诊疗作出决定

  C. 给付医药费用

D. 对医疗服务以及保护患者权益工作进行监督

8. 不属于医患沟通的基本原则是（　　　）。

  A. 以人为本   B. 尊重原则

  C. 沟通原则   D. 同情原则

9. 近年来医患关系紧张的最直接原因是（　　　）。

  A. 医患双方自身全面认知的不足

  B. 经济发展转轨和社会转型造成的利益格局调整，以及新旧观念的碰撞

  C. 现代医学模式的转变

  D. 医学事业的进步与发展

10. 对患者的病情、病史要保密，尊重患者的（　　　）。

  A. 知情同意权   B. 隐私权

  C. 投诉权   D. 选择权

11. 病人权利受到关注的社会背景是（　　　）。

  A. 意识到医源性疾病的危害

  B. 医患间医学知识的差距逐渐缩小

  C. 对人的本质有了进一步认识

  D. 人的权利意识、参与意识增强和对人的本质的进一步认识

  E. 世界性的医患关系冷漠化

12. 知情同意伦理原则的含义是（　　　）。

  A. 让病人了解有关医疗关系

  B. 让病人自主选择医疗方案

  C. 病人无条件地服从医务人员提出的医疗方案

  D. 向病人提供诊断和治疗方案，并让病人自主选择医疗方案，最终确定实施由其确认的诊治方案

13. 医生在治疗中确诊一名肝癌病人，他妥当的做法应该是（　　　）。

  A. 对病人绝对保密

  B. 同时向病人本人及家属宣布病情危重程度

  C. 征求家属意见，尊重病人意愿，向病人家属如实交代病情

  D. 将诊断书直接交给病人本人

  E. 将假诊断书交给病人，隐瞒病情和预后

14. 下面不属于病人在就医过程中应遵守的道德义务是（　　　）。

  A. 遵守医院就医、探视的相关规定和规章制度

  B. 尊重、信任医务人员，如实陈述病情

  C. 缴纳医疗费用

  D. 接受医生的建议，积极配合治疗

  E. 参加临床新技术的试验

15. 医学伦理学的核心问题是（　　　）。

  A. 医务人员之间的关系   B. 医务人员与患者的关系

  C. 医务人员与社会之间的关系   D. 医务人员与科学发展之间的关系

  E. 以上都不是

16. 建立良好医务人员之间关系的思想基础是（　　）。
    A. 医院经济效益至上　　　　　　　　B. 病人利益至上
    C. 他人利益之上　　　　　　　　　　D. 医务人员利益之上
    E. 病人权利之上

17. 在主动被动型医患关系中，医生的地位应该是（　　）。
    A. 告诉病人做什么　　　　　　　　　B. 帮助病人做什么
    C. 指导病人做什么　　　　　　　　　D. 为病人做什么
    E. 指导护士做什么

18. 医生行使干涉权不是针对（　　）。
    A. 病人自主要求易诊时
    B. 精神病患者、自杀未遂者拒绝治疗
    C. 需要进行隔离的传染病患者
    D. 人体实验出现高度危险时而中止实验
    E. 危重病人要求了解自己的疾病实情，但了解后不利于诊治，医生隐瞒真相

19. 病人下列义务中应该经其知情同意后才能合理履行的是（　　）。
    A. 如实提供病情信息　　　　　　　　B. 尊重医务人员的劳动
    C. 避免将疾病传播给他人　　　　　　D. 遵守住院规章
    E. 支持医学生实习和发展医学

20. 某医师为不得罪同事，将病人严格区分为"你的"和"我的"，对其他医师所负责的病人一概不闻不问，即使同事出现了严重的失误也是如此。这种做法违反了哪一条正确处理医务人员之间关系的道德原则（　　）。
    A. 彼此平等，互相尊重　　　　　　　B. 彼此独立，互相支持和帮助
    C. 彼此信任，互相协作和监督　　　　D. 彼此独立，互相协作和监督
    E. 彼此平等，互相协作和监督

21. 关于病人的道德权利，下述提法中正确的是（　　）。
    A. 病人都享有稀有卫生资源分配的权利
    B. 病人都有要求开假条休息的权利
    C. 医生在任何情况下都不能超越病人要求保密的权利
    D. 知情同意是病人自主权的具体形式
    E. 病人被免除社会责任的权利是随意的

22. 体现医患之间契约关系的有下列做法，但不包括（　　）。
    A. 患者挂号看病
    B. 患者被迫送红包时保证不给医生宣扬
    C. 先收费用，然后给予检查处理
    D. 先签写手术协议，然后实施手术
    E. 医生向患者作出应有的承诺

23. 关于医患沟通，说法错误的是（　　）。
    A. 它对增进医患关系的和谐、改进医疗服务有促进作用
    B. 医患沟通将耗费正常的诊疗时间，所以应该尽量避免与病人沟通，直切主题
    C. 良好的医患沟通有利于减少医疗纠纷

D. 它是医患间在医疗活动中技术、认知、情感、意志、行为和道德等方面互相的信息沟通

E. 医务人员对病人的关怀和安慰,对消除病人不良情绪能起到积极作用

24. 医务人员共同的首要义务和天职是( )。

A. 维护医务人员和医院的声誉

B. 维护病人的利益和社会公益

C. 维护医务人员和医院的经济效益

D. 维护医务人员和医院的自身利益

E. 维护医务人员之间、医院间的和谐

25. 构成医患之间信任关系的根本前提是( )。

A. 病人在医患交往中处于被动地位

B. 病人求医行为已是对医师的信任

C. 医师是仁者

D. 现代医学服务是完全可以依赖的

E. 医患交往中加入一些特殊因素

26. 不属于医务人员之间关系的是( )。

A. 医务人员与社会　　　　　　B. 医生与护士

C. 医务人员与后勤人员　　　　D. 医技与医技

E. 医务人员与行政管理人员

27. 下面关于指导—合作型的医患关系模式的说法最正确的是( )。

A. 患者无条件地配合医师诊治

B. 医师虽然处在指导地位,但是患者也有一定的主动性

C. 患者在医师指导下自己治疗

D. 患者能充分发挥自己的主观能动性

E. 患者与医师有同等的权利和主动性

28. 在手术协议中要求病人本人或其家属签字,这是尊重病人的( )权利。

A. 人格尊重　　　　　　　　　B. 知情同意

C. 医疗监督　　　　　　　　　D. 平等医疗

29. "医师的特殊干涉权"是指( )。

A. 为了病人的利益,医师可以就医疗机构管理问题作出决定

B. 为了病人的利益,医师可以代替或帮助病人及其家属作出治疗上的决定

C. 为了病人的利益,医师可以对病人的家庭生活作出决定

D. 为了病人的利益,医师可以对病人的社会活动作出决定

30. 不属于医际关系模式的是( )。

A. 协作型　　　　　　　　　　B. 指导型

C. 竞争型　　　　　　　　　　D. 主从型

31. 医师的道德义务不包括( )。

A. 维护健康,减轻痛苦

B. 为病人捐助,减轻经济压力

C. 帮助病人知情

D. 对病人的特殊病情及隐私予以保密

32. 不属于医患沟通伦理目标的是（　　）。

A. 注重心理治疗效果　　　　　　B. 提升医生诊断效率

C. 增进医患相互信任　　　　　　D. 体现人文关怀理念

33. 医患关系出现物化趋势的最主要原因是（　　）。

A. 医患双方相互交流的机会减少

B. 医院分科越来越细,医生日益专科化

C. 医生对物理、化学等检测诊断手段的依赖性

D. 医生降低了对患者的重视

（二）A2 型题

34. 某患儿,女,5 岁,感冒、发热、咳嗽,到某医院儿科就诊,见到医生哭闹不停,拒绝检查。医生在听完其家长陈述病情后,知道孩子有哮喘病史,准备为其检查身体,但患儿看见医生触摸便紧张害怕,哭闹得更严重了。此时医生的正确做法是（　　）。

A. 不顾其哭闹,强行检查

B. 给患儿讲解疾病情况,进行医患信息沟通

C. 以病人多为由,拒绝为其继续诊断治疗

D. 斥责孩子,给其讲就医的道理,进行医患观念沟通

E. 关心、安慰孩子,消除孩子的恐惧心理,更多地进行医患情感沟通

35. 某女患,未婚,发现左侧乳房有肿块。经医生检查判断后拟进行手术治疗,但患者十分担心手术后会影响以后的生活质量。经过医生积极的解释,患者消除了心理负担并要求保密。在征得患者家属同意的情况下进行了手术。手术顺利完成,患者满意。这体现了患者的（　　）。

A. 基本医疗权　　　　　　　　　B. 知情同意权

C. 疾病认知权　　　　　　　　　D. 保护隐私权

E. 以上均是

36. 刘某是医院妇产科专门负责接生的医师,由于她医术很好,来院生产的大多数产妇都希望她帮助接生。自然,为求得一个对方"尽心尽职"和产后对其技术感到满意,多数产妇和家属都会在之前或之后为送她上一份数百元不等的红包。以下说法不正确的是（　　）。

A. 医师收受红包违背了医学道德规范

B. 不利于建立良好的医患关系

C. 医师为病人尽义务应是无条件的

D. 这种做法败坏了医务人员崇高天使的形象

E. 有利于激励医师以更精湛的医术为病人服务

（三）B1 型题

（37～38 题共用备选答案）

A. 医者的服务态度　　　　　　　B. 医者的医学观念

C. 社会经济因素　　　　　　　　D. 医院的管理

E. 病人的因素

37. 病人手术后对家属述说不满:"不让你们进来陪我,手术前身边连一个医生、护士都没有,那么长的时间,内心真是既孤独、无助又害怕。"你认为引起病人不满的主要因素是（　　）。

38. 城市农民工的子女因感冒引起肺炎,花掉了一千多元医药费,影响了当月的生活,于是对医院非常不满。这里影响医患关系的主要因素是( )。

(39～40题共用备选答案)

    A. 具有独立作出诊断和治疗的权利以及特殊干涉权

    B. 对患者义务和对社会义务的统一

    C. 引导患者支持医生的治疗决定

    D. 保持和恢复健康的责任,积极配合医疗、支持医学科学研究的义务

    E. 对医疗事故予以保密

39. 医务人员的道德权利( )。

40. 患者的义务( )。

二、思考题

1. 影响医患关系的主要因素有哪些?

2. 对改善医患关系你有什么好的建议?

三、案例分析

1. 一位年轻的未婚女子因子宫出血过多而住院,她主诉子宫出血与她的月经有关,而且去年发生过多次。一位正在妇科实习的医学生和她关系融洽,在一次聊天时谈及病情,病人说:"你能为我绝对保密吗?"在医学生保证为她保密的前提下她说自己怀孕了,自己服了流产药物后造成出血不止。此时,医学生面临以下选择:

(1) 遵守自己的承诺,为病人保密并且不告诉任何人;

(2) 向她保证为其守秘,然后告诉指导医生全部实情,但要求指导医生不要让病人知道是谁告诉的;

(3) 不能为她保密,给她解释如果医生不了解病人的真情,就不能适当地进行治疗,这样会发生危险。

问题:你遇到这种情况怎么办?理由是什么?

2. 病人女性,70岁。因慢性硬膜下血肿,医生为其进行钻孔手术清除。手术后出现脑室内出血,拔出引流管后又出现脑脊液漏,于是医生在其床旁立即为其实施伤口扩创,重新缝合,导致颅内感染,死于化脓性脑室炎。

问题:(1)医生在为病人治疗的过程中,没有尽到哪项义务?

      (2)医生的义务有哪些?

3. 梅某,男,87岁,武钢交运公司退休职工。患有股骨颈骨折。股骨颈骨折是老年人的一种常见疾病,由于股骨颈的血液供应差,常常难以愈合。因此,医生对于老年股骨颈骨折病人常用人工股骨头置换术。面对这样一个高龄、高危的病人,医生给他进行了周密的术前准备:心电图发现病人有心肌缺血、房室交界性早搏;肺功能检查显示有混合性通气功能障碍;内科会诊诊断为肺心病、心功能不全、慢性支气管炎并肺部感染、右上肺结核。在住院期间,老人又两次发生了疝嵌顿,都经过了值班医师的手法复位。武钢二医院外科医生经过讨论,认为股骨头置换手术中麻醉风险极大。然而,疾病的折磨使老人痛不欲生,曾先后3次在病床上自缢,都被家属和同房的病友发现。自杀不成,老人就绝食,看见老人在无情地自我摧残,家属看在眼里,心如刀绞。就技术而言,人工股骨头置换术并不是难度特别大的手术,该院已有数十例手术成功的经验,完成这样一例手术应该没有问题。但是,面对这样一例病情复杂的高龄病人,加上日益增多的医疗纠纷,又有谁不害怕呢?最后,患者

亲属经协商决定，为了使医生解除后顾之忧，为亲人解除痛苦，明确提出来要进行医疗公证。1999 年 3 月 3 日，病人的儿子和武钢二医院的医务人员一起到公证处办理了公证手续。随后，医院进行了反复的研究、论证，制定了周密的麻醉和手术方案，顺利地完成了手术。

问题：(1)什么是医患关系？

(2)医患关系是医生与患者之间还是医院与患者之间的关系？

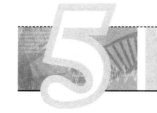

第五章

临床诊疗伦理

学习要点

1. 掌握：临床诊疗基本原则
2. 熟悉：临床诊疗特点、临床诊断伦理、临床治疗伦理
3. 了解：特殊科室伦理
4. 能立足于对临床诊疗伦理的认知，提高运用诊疗伦理分析和解决临床伦理问题的能力，成为一名医德高尚、医术精湛的临床医务工作者。

第一节　临床诊疗伦理概述

一、临床诊疗特点

（一）临床诊疗工作的特点

临床诊疗工作是医务人员通过复杂的医学活动，帮助病人治疗伤痛，以实现医学价值的过程，是医学服务于人类健康的集中表现。临床诊疗工作表现出如下特点：

1. 诊疗技术的两面性　指医学诊疗技术既有诊断、治疗疾病以减轻病人痛苦、帮助病人康复的正面作用，也具有可能会给病人健康带来损害，有时甚至是严重危害的负面作用。

2. 工作对象的特殊性　指临床工作的对象是罹患疾病、遭受痛苦的病人。他们是活生生的社会个体，但因为疾病的折磨而无法正常地工作、生活和学习，亟待得到医务人员的帮助。

3. 病人需要的多样性　指病人作为具有生物、心理、社会属性的整体的人，其需要并不是单一的，而是多样的。他们不仅有减轻病痛折磨、恢复健康的生理需要，而且还有受到医务人员尊重、避免受到冷落、嘲笑、歧视等的心理需要，以及恢复正常社会生活、能够正常扮演社会角色的社会需要。

（二）临床诊疗伦理的特点

临床诊疗伦理，是指医务人员在临床诊疗实践活动中处理人际关系以及作出诊疗决策时所应遵循的伦理原则与行为规范的总和。临床诊疗伦理具有以下四个方面的特点：

1. 临床诊疗伦理来源于长期的医学实践活动　临床诊疗伦理是医务人员总结了长期医学实践活动的经验与教训后的集体智慧和成果，是在长期处理医患关系、医际关系的实践活动中的道德体验结晶。

2. 临床诊疗伦理的核心是医学专业精神　所谓医学专业精神，是指医学专业所应具有的、医务人员应努力践行的把病人利益放在首位、坚持病人自主、公正等原则的专业意识。对医务人员来说,临床诊疗伦理的核心正是那种把病人利益放在首位、坚持病人自主、公正等原则的专业意识。

3. 临床诊疗伦理的要义是对医患关系的协调 医疗人际关系中最主要的是医患关系。减轻病人痛苦、帮助病人康复乃是临床诊疗工作的主要任务,满足病人的健康需求是医务人员诊疗工作的天职。临床诊疗伦理的要义就是协调医患关系,满足病人的正当利益。

4. 临床诊疗伦理的重点是强调医务人员个体的自律 在临床诊疗活动中,医务人员是医患关系的引导者、主动者,对医患关系的发展变化起决定性作用,因此临床诊疗伦理的重点是强调医务人员个体的自律。

二、临床诊疗基本原则

临床诊疗工作的基本伦理原则是适用于医务人员对病人进行诊断和治疗过程中的行为依据。它包括病人至上、最优化、知情同意、保密守信四项原则。

(一)病人至上原则

病人至上原则是指在临床诊疗工作中,医务人员在诊断手段选择和治疗方案决策时,能以病人为中心,把病人的利益放在第一位。病人至上原则,是临床诊疗工作中的最基本原则,既是诊疗工作的出发点和归宿,也是激发医务人员为病人服务的动力和衡量医务人员伦理水平的一个重要标准。

具体来说,在诊疗活动中,医务人员主要应该做到以下两个方面。

1. 病人自主 就是病人在诊疗过程中,有询问病情、接受、拒绝或选择诊疗方案的自主权。坚持病人自主是医务人员在诊疗活动中把病人利益放在第一位的重要表现。

(1)应为病人的自主选择提供充分条件:需要医务人员向病人详细解释病情;告诉病人治疗或不治疗可能会出现的情况;告诉病人各种可能的治疗方案;提出医务人员自己认为的最佳治疗方案;告诉病人在要实施的治疗方案中应注意的事项和如何配合治疗。

(2)要正确对待病人的拒绝:当医务人员的诊疗措施与病人的自主选择不一致而遭到拒绝时,医务人员要对病人的自主选择能力进行判断。

2. 平等待患 就是对病人的权利、尊严的普遍尊重和关心,体现的是人际交往中社会地位和人格尊严的平等。要做到平等待患,要求每位医务人员必须把病人摆在和自己平等的地位上,时刻把病人的痛苦和安危放在心上,做到病人利益至上。

(1)公平对待病人:不论任何时候、任何场合、任何事情,对待病人不论种族国别、地位高低、权力大小、容貌美丑、关系亲疏、金钱多寡,老人小孩、是男是女,都要一视同仁,平等对待。对他们的正当愿望和合理要求,都应予以尊重,在力所能及和条件许可的情况下,尽力给予满足。

(2)公正分配卫生资源:医务人员既有宏观分配卫生资源的建议权,又有微观分配卫生资源的参与权,应根据公正的原则,行使自己的权利,尽力实现病人基本医疗和护理的平等。

(二)最优化原则

最优化原则是指在临床诊疗工作中,面对各种可能的诊治方案,应选择以最低的代价获取最大效益的方案。以最低的代价获取最大效益的诊疗方案就能取得最佳效果的诊疗方案。

1. 疗效最佳 就是要求医务人员采用已经发展成熟并被熟练掌握的医学手段,认真实施对病人的诊疗,力争达到在当前医学水平下对特定病人来说最好的治疗结果。

2. 安全无害 就是要求医务人员在诊疗活动中尽量选择那些对病人没有负面作用的诊疗手段。

3. 痛苦最小 就是要求医务人员在诊疗活动中要尽量降低诊疗手段给病人带来的疼痛、不适、不便等负面感觉,尽量减轻诊疗手段给病人带来的伤害。

4. 耗费最少 就是要求医务人员在保证诊疗效果的前提下,尽量降低病人的医疗费用。

(三)知情同意原则

知情同意,即病人有权获得关于疾病的病因、病情、病程、危害程度、治疗措施和预后等情况,医务人员应向病人提供这方面的有关信息,使病人在充分知情的前提下,权衡利弊,对医务人员拟采用的治疗方案作出同意或拒绝的决定。病人享有知情同意权是病人自主权的集中体现和主要内容。

1. 知情同意比较理想的状态 知情同意比较理想的状态是病人或者其家属完全知情并有效同意。完全知情是指病人获悉他作出承诺所必需的一切医学信息。有效同意是指病人在完全知情后,自主、自愿、理性地作出负责任的承诺。

2. 正确对待代理知情同意的问题 代理知情同意的合理性和必要性取决于下列条件之一:病人与代理人意见完全一致,代理人受病人委托代行知情同意权;特殊病人(婴幼儿病人、智残病人、精神病病人、休克病人等),因本人不能行使知情同意权,而由其家属或其他适合的代理人代行此权。

(四)保密守信原则

1. 医疗保密 医疗保密是指医务人员在医护活动中应当具有对医务活动保守秘密的职业伦理品质。医学伦理保密的主要内容是:

(1)保守病人的秘密:医务人员不能随意泄露病人信托于自己的医疗秘密,即为病人保密。

(2)对病人保守秘密:在特定情况下不向病人透露真实病情,即对病人保密。

2. 诚实守信 诚实守信是医务人员对待病人的一条重要的伦理要求。

诚信就是要求医务人员说话办事要符合实际,做到既不自欺,也不欺人。作为医务人员,只有医心诚,忠诚于病人和医学事业,对人诚、干实事、守信用,才能成为一名真正合格的医务人员。

第二节 临床诊断伦理

临床医务人员对病人疾病的诊断、治疗是连续而统一的过程,是医务人员依靠病人提供的病史,通过系统的体格检查和必要的辅助检查,在收集病人病情资料基础上进行综合分析和归纳,从而作出概括性诊断的过程。疾病诊断是整个临床工作的基础环节。疾病诊断的伦理要求,贯穿于询问病史、体格检查和其他辅助检查的各个环节之中。

一、问诊伦理

问诊,即询问病史,就是医务人员通过与病人、家属或有关人员的交谈,了解疾病的发生和发展过程、治疗情况以及病人既往的健康状况等,也是获得病人病情资料的首要环节和疾病诊断的主要依据之一。问诊应该遵循以下伦理要求:

(一)仪表端庄,态度认真

医务人员留给病人的"第一印象"将会在相当程度上影响病人的求医和尊医心理。病人倾向于信任那些仪表端庄、态度认真、看起来有修养的医务人员,而对那些不注重仪表、行为随便、态度不认真的医务人员则表现出不信任的倾向。

(二)说话和蔼,语言通俗

医务人员和蔼的态度和说话的语气会自然拉近与病人的距离,可以使病人受到鼓励,从而易于更多地讲出自己的切身感受及病因原由,帮助医务人员掌握更多的疾病信息。医务人员应该注意使用通俗的语言来与病人交流,尽量避免使用专业术语。

(三)耐心倾听,恰当引导

医务人员必须善于倾听,耐心倾听,以便使病人受到鼓励,毫无保留地说出病情,使医务人员获得对诊断有价值的信息。医务人员要根据诊断需要,恰当引导病人的谈话,使其尽量表述与病情的发生、发展、现状等有关的信息,以帮助医务人员获得有价值的诊断信息。

(四)全面系统,切忌局限

医务人员要根据以人为本的原则,全面了解病人的疾病特性,社会、心理特征,细致询问病史。这样才能全面系统地采集病史,才能获得诊断线索。

(五)仔细分析,去伪存真

病史资料采集以后,医务人员要予以全面分析。要想到由于病人病情的原因,个别病人陈述的病情资料可能有不真实的情况。医务人员对所采集到的病史资料一定要以科学的态度和医学理论知识与临床经验,加以分析整理,去伪存真。

二、体检伦理

体格检查,是指医务人员运用自己的感官和简便的诊断工具,对病人的身体状况进行检查的方法。体格检查应该遵循以下伦理要求:

(一)知情同意,病人自主

医务人员在决定使用体格检查措施时,应该明确告知病人这样做的理由和必要性,争取病人的同意。这是对病人自主性的尊重。如果病人不同意,医务人员不得强行进行体格检查。

(二)全面系统,认真细致

在体格检查中要求医务人员按照一定的顺序仔细检查,不遗漏任何部位和内容,不放过任何疑点,尤其是重点部位。对于不明显的阳性体征,要反复检查或请上级医务人员核实,做到一丝不苟。在体检中,要避免主观片面、顾此失彼或粗枝大叶。

(三)力求舒适,减少痛苦

体格检查带给病人的身体不适是难以避免的。尽管如此,医务人员还是应该尽量减轻病人的这种不适,减少病人因体格检查导致的痛苦。

(四)坦荡无私,尊重病人

医务人员应本着治病救人的目的,祛除任何个人欲望和不当目的,一心为病人着想。医务人员只有心底坦荡无私,才能集中精力于病人的病情,作出正确的诊断结论。同时,这也是对病人的人格和尊严的尊重。

(五)维护尊严,注意避嫌

医务人员为异性病人查体时,要注意采取有效的隔离措施,保持检查空间的私密性,维护病人的尊严。同时,医务人员还应注意避嫌。

三、辅助检查伦理

辅助检查包括实验室检查和特殊检查,是借助于化学试剂、仪器设备及生物技术等对疾病进行检查和辅助诊断的方法。辅助检查应该遵循以下伦理要求:

(一)恰当选择,知情同意

恰当选择是指医务人员应该只选择那些对诊断病情有必要的辅助检查项目,而不能做撒网式的检查。医务人员在选择使用辅助检查措施时,一定要通过对病人的知情同意程序,允许病人自主决定是否使用这种检查措施。

(二)爱护病人,减轻痛苦

辅助检查的程序一般为:简易的检查先于复杂的检查,无创检查先于有创检查,便宜的检查先于昂贵的检查。能做简单检查,就不做复杂检查,循序渐进地进行是医疗诊断的需要,也是尽量减少病人痛苦、减轻病人经济负担,合理利用社会有限卫生资源等方面的考虑,是最优化伦理原则的具体实践。

(三)维护尊严,注意避嫌

对异性病人的检查,医务人员应该自尊自爱,严格按照操作规程进行检查,不随意增加检查项目和扩大检查范围。为异性病人检查,要有病人家属或其他医务人员、护士在场陪同。

(四)综合分析,切忌片面

医务人员必须将辅助检查的结果同病史、体格检查的资料结合在一起全面考虑综合分析,这样才能得出正确的结论,避免因过分信赖辅助检查结论而出现的误诊或漏诊。

(五)密切联系,加强协作

不管是医技科室的医务人员还是临床科室的医务人员,双方既要承认对方工作的独立性和重要性,又要同心协力,共同完成对病人的诊断。只有主动沟通、共同努力,才能保证诊断工作的顺利进行。

第三节　临床治疗伦理

临床治疗是指医务人员采用药物、手术等各种方法和措施,解除病人痛苦,恢复病人健康的医学过程,是促进病人康复、减轻疾病痛苦的关键环节。临床治疗是临床工作的核心,是医学工作价值与意义的重要依托。严格遵循临床治疗的伦理要求,对于治疗目标的实现有重要意义。

一、药物治疗伦理

药物治疗,是指医务人员应用天然的产物或者化学的或生物的制剂帮助病人缓解症状、祛除病痛、恢复健康的治疗方法。药物治疗的伦理要求是:

(一)对症下药,剂量安全

对症下药是指医务人员根据临床诊断选择相适应的药物进行治疗,避免药物带来的负面作用。剂量安全是指医务人员在对症下药的前提下,要因人而异地掌握药物剂量。

(二)合理配伍,细致观察

合理配伍是指在联合用药时,要注意不能违反配伍禁忌,以防止出现药物之间的拮抗作用而给病人带来危害。在用药过程中，应细致观察，了解药物的疗效和毒副作用，并随着病情的变化调整药物种类、剂量，以取得较好的治疗效果和防止药源性疾病的发生。

（三）节约费用，减轻负担

医务人员在开处方的时候，要充分考虑到药物治疗可能给病人带来的经济负担，尽量使用常用药、国产药，尽量不用贵重药、进口药。能够少用药解决问题的，绝不多用药，尽量不开大处方，更不能开人情方、搭车药。

（四）试验用药，谨慎使用

医务人员使用试验药物必须十分谨慎，要密切注意病人用药后的反应，严格防止意外的发生。确保病人安全是第一位的。如果此种药物属于临床试验药品，除了谨慎用药并采取严密保护措施外，医务人员还须征得病人或其代理人或监护人的知情同意。

（五）毒麻药品，严守法规

对于毒麻药品的使用，必须严格掌握适应证，不得已时才使用。在毒麻药品的使用中，医务人员应该严密观察，防止病人出现依赖成瘾的后果（晚期绝症病人除外）。同时，对医疗机构内的毒麻药品要严格管理，防止流入社会，造成医源性成瘾或医源性疾病，危害社会。

二、手术治疗伦理

手术治疗是以刀、剪、针等器械在人体局部进行操作，以帮助病人缓解症状、祛除病痛、恢复健康的治疗方法。手术治疗的伦理要求是：

（一）慎重确定手术

1．全面权衡　这是指医务人员应该认真比较手术治疗与非手术治疗的代价与收益，考察手术治疗的好处是否的确大于非手术治疗。

2．知情同意　确定使用手术治疗，必须得到病人及家属的真正理解和承诺，即知情同意，才是合乎医德要求的。

（1）客观的解释：医务人员应该不带任何倾向性地解释手术治疗的必要性以及为什么不选择非手术治疗的原因，并且要客观地介绍手术可能造成的创伤及可能存在的风险。

（2）认真签订知情同意书：知情同意书是表明病人及其家属真正理解手术治疗并准备承担手术风险的承诺性书面文件。

（二）术前认真准备

1．认真制订手术方案　手术前应由具有丰富经验的医务人员亲自主持，根据疾病性质、病人具体情况等制订一个安全可靠的手术方案。

2．帮助病人做好准备　手术前，医务人员应该对病人做好心理矫正或治疗，使其以良好的心态接受和配合手术。此外，手术前还要帮助病人做好躯体准备，如皮肤准备等。

3．认真准备手术用品　医务人员应在手术前备齐所有手术的必需品。

（三）术中严格操作

1．认真操作，一丝不苟　医务人员在手术中态度一定要严肃认真，操作一定要一丝不苟，动作一定要协调稳定。

2．严密观察，恰当处理　医务人员特别是麻醉医务人员，一定要严密观察病人的情况。当突然遇到手术意外时，要按照手术方案中既定的对策，沉着、冷静、果断、及时地进行处理。

3．通力合作、密切配合　有关人员必须从保证手术成功出发，消除私念，齐心协力，密切配合，共同为手术成功做好各自的工作。

（四）术后严密观察

1. 观察病情　术后病情发展有许多不确定性，因此医务人员要严密观察病人的各项生命指标，及时处理各种病情变化情况，防止各种危重情况的发生。

2. 使病人舒适　医务人员要努力采取措施减轻病人的疼痛和不适，这既是医学人道主义的表现，也可以帮助病人顺利地恢复。

三、心理治疗伦理

心理治疗又称精神治疗，是医务人员应用心理学的理论、技术和方法来改善病人的心理状态或者矫正其行为的一种治疗方法。心理治疗的伦理要求是：

（一）博学多识，诚意助患

只有受过严格科学训练和临床培训的医务人员才可以胜任心理治疗工作。学识渊博，经验丰富，才是称职的心理治疗医师。医务人员要对病人抱有深深的同情心理，诚心诚意地帮助病人摆脱痛苦，而不可随意戏谑、取笑病人的症状或痛苦。

（二）涵养自身，精心治疗

心理治疗医师应该有健康的心态和愉快、稳定的情绪以及正确的价值观、积极的人生态度和良好的生活信念。心理治疗医师必须细心探索，精心治疗，努力用自己渊博的学识、恰当的治疗方法，辅以健康的心态、良好的心理素质去影响、治疗病人，取得最佳的治疗效果。

（三）维护病人，保守隐私

为了解除病人的顾虑，医务人员必须事先对病人作出声明，遵守对病史病情保密的原则，严格为病人保密，绝不失信。这样有利于和病人的心灵沟通，也是对病人切身利益的保护。

（四）庄重大方，语言亲切

医务人员庄重大方，认真负责，和蔼可亲，具有高尚伦理内涵的良好语言，可使病人感到医务人员不仅可亲，而且可敬可信，成为提高心理治疗疗效的重要条件。

四、急救工作伦理

急救工作是指医务人员对危、重、急症病人所进行的解除生命危险的抢救性治疗工作。急危重病人的病情可以概括为"重、危、急、险"四个特点。急救工作的伦理要求是：

（一）争分夺秒，积极抢救

面对危、重、急症病人，医务人员必须急病人之所急，以积极的态度、迅速地行动投入抢救工作。医务人员在平时就要做好抢救的各种准备工作，坚守工作岗位，不脱岗，不串岗，所有抢救用品均摆放整齐、到位，可随时取用。

（二）团结协作，勇担风险

危、重、急症病人往往病情复杂，需要多个科室协作进行。同时，抢救工作充满风险，作为医务人员必须时刻想到病人的安危与苦楚，时刻以病人的生命与幸福为念，而不能只顾惜自己的处境。对待风险，正确的态度是慎重、果断。

五、康复治疗伦理

康复治疗是指医务人员针对各种身体残疾所进行的以功能恢复、代偿或者重建为目的的治疗活动。康复治疗的伦理要求是：

（一）理解尊重，平等相待

医务人员应该理解他们的痛苦，同情他们的遭遇与处境，像对待健康人一样对待他们，而绝不能歧视甚至取笑他们，更不能有意伤害其自尊。

（二）热情关爱，精心治疗

医务人员要热情关心和帮助他们，并对他们施以精心治疗，尽最大可能恢复他们的身体功能和生活能力。

（三）重视心理，全面康复

医务人员应掌握他们的心理状态，鼓励他们正视现实，积极配合，首先帮助他们从思想上、心理上得到康复。使他们振奋精神，笑对人生，实现心理、身体的全面康复。

第四节　特殊科室伦理

一、妇产科伦理

妇产科病人的健康问题具有私密性。因此医务人员在妇产科诊疗工作中应加强责任感。其伦理要求是：

（一）尊重病人，保护隐私

医务人员要尊重妇产科病人的人格，对其所患的疾病性质、原因、发展程度、预后状况等信息严格予以保密。

（二）纯洁情感，严守规程

医务人员要经常反思自己，提高自身修养，举止端庄，态度严肃，保持自己情感的纯洁。在为妇产科病人做检查或操作时，要严格遵守操作规程，并做到检查、操作前的知情同意。

（三）不辞辛苦，坚守岗位

要求医务人员必须具有不怕脏、不怕累的献身工作精神。产科工作繁忙，时间性强，要求医务人员随时待岗听命，医务人员必须坚守岗位，不得脱岗。

二、儿科伦理

儿科诊疗工作特殊的伦理要求是：

（一）要有对患儿终身负责的精神

儿科医务人员面对患儿，不仅要想到患儿当前的疾病，而且还要想到患儿未来的成长与幸福，具有对患儿终身负责的精神。因此，儿科医务人员在诊疗工作中，必须力戒粗枝大叶的工作作风，严格按照规章制度和操作规程办事。

（二）要有耐心、细致的工作作风

医务人员面对儿科病人，必须有相当的耐心，具备细致的工作作风。儿科医务人员还要勤于观察，多注意新情况的发生，并做到及时分析、判断与处理。

（三）严格消毒隔离，防止交叉感染

医务人员在门诊就要做好分诊工作，在病房则应对传染病患儿做好隔离，防止院内交叉感染。医务人员要严格执行探视规定，对病房室内的空气、物品、医疗用品做好消毒工作。

三、精神科伦理

精神科诊疗的伦理要求是：

(一)慎重作出诊断,不受外力影响

医务人员对怀疑有精神病的病人作出诊断时,要十分慎重。另外,医务人员对精神病的诊断应坚守原则,不受外力干扰。

(二)尊重病人的人格和权利,一切为病人着想

医务人员要尊重病人的人格和权利,一切为病人着想,理解其各种正常的生活需求和心理需要。要为病人保守秘密,选择治疗方案时应征得病人和家属的知情同意。

(三)正确对待异性病人,杜绝非分之想

医务人员应正确对待异性病人,杜绝不应有的非分之想。医务人员要自尊、自爱,既不可乘人之危,也不可以取笑或看不起病人。

(四)坚守工作岗位,防止发生意外

医务人员要精心照料精神病病人的生活,严密观察其行为和病情变化,注意其安全,时时防止发生意外。由于精神科工作的特殊性,医务人员必须严守工作岗位,切实履行职责。

四、传染科伦理

传染病防治的伦理要求是：

(一)严格消毒,控制疫情

传染科医务人员必须强化无菌意识,严格执行各类消毒隔离制度,防止交叉感染和病源扩散。

(二)不怕危险,勇于献身

要求传染科医务人员不仅要热爱本职工作,坚守岗位,辛勤工作,而且还要具有不怕危险、勇于献身的职业精神。

(三)教育公众,加强预防

传染科医务人员平时要加强对社会公众的科学普及教育工作,利用有效途径普及防控知识,提高并强化全民预防保健意识,以预防传染病的发生和传播。

（王 萍）

练 习 题

一、选择题

(一)A1 型题

1.最优化原则是指在选择过程中诊疗方案以最小的代价、获取最大的效果,具体要求是( )。

    A. 痛苦最小   B. 耗费最少   C. 疗效最佳

    D. 安全无害   E. 以上都是

2.下面不属于临床诊疗伦理特点的是( )。

    A. 临床诊疗伦理的关键任务是调整好医际关系

    B. 临床诊疗伦理来源于长期的医学实践活动

    C. 临床诊疗伦理的核心是医学专业精神

    D. 临床诊疗伦理主要是对医患关系的协调

    E. 临床诊疗伦理的重点是强调医务人员个体的自律

3. 临床医务人员在药物治疗中应遵循的伦理要求是（　　）。

    A. 对症下药，剂量尽可能大

    B. 尽量开价格较高，质量较好的药物

    C. 毒麻药品，严守法规

    D. 为满足部分病人的要求，可开大处方药

    E. 合理配伍，以"多头堵""大包围"为原则

4. 在使用辅助检查时，哪一项是不适宜的（　　）。

    A. 严格地掌握适应证

    B. 应该广泛地依赖辅助检查

    C. 有利于提高医务人员认知疾病的能力

    D. 应从病人的利益出发决定做什么项目

    E. 结合临床应用辅助检查手段

5. 下列各项，不属于传染病诊治工作伦理要求的是（　　）。

    A. 严格消毒　　　　　　B. 加强预防　　　　　　C. 严格保密

    D. 勇于献身　　　　　　E. 控制疫情

6. 医务人员在询问病史时应遵循的伦理要求是（　　）。

    A. 举止热情，态度亲如兄弟

    B. 仪表端庄，语言通俗

    C. 询问病史时可发出惊叹、惋惜等语言

    D. 主导谈话，引导病人说出自己想听的内容

    E. 反复提问，尽量使用专业术语

7. 急危重病人在抢救中的伦理要求不包括（　　）。

    A. 争分夺秒，积极抢救

    B. 团结协作，多科室协作进行

    C. 不承担风险，凡事必须要病人或病人家属知情同意

    D. 以病人的生命与幸福为念，不能只顾惜自己的处境

    E. 要加强业务学习，提高抢救的成功率

8. 临床诊疗的基本原则是（　　）。

    A. 病人至上的原则　　　　　　B. 最优化原则

    C. 知情同意原则　　　　　　　D. 保密守信原则

    E. 以上都是

9. 医务人员在确定辅助检查项目后，必须做到（　　）。

    A. 只要检查目的明确，无须说服解释

    B. 使病人知情同意，要告知病人（或家属），尊重被检查者

    C. 只要有益于治疗，医生可以作出决定

    D. 向病人解释清楚检查的危险性

    E. 因治病需要，无须向病人说明检查项目的经济负担

10. 医患双方都具有独立人格,要求医务人员做到(　　　)。

    A. 不伤害病人　　　　　　　　　　B. 从各方面关心病人

    C. "病人是上帝"　　　　　　　　　D. 平等待患

    E. 关心病人的心理需求

11. 对患者享有知情同意权的正确理解是(　　　)。

    A. 完全知情,并需签字同意　　　　B. 不一定知情,只需签字同意

    C. 完全知情,无须签字同意　　　　D. 患者与家属具有同等行使的权利

    E. 无法知情同意时只好耐心等待

12. 医生在治疗中确诊一名肝癌病人,他妥当的做法应是(　　　)。

    A. 对病人绝对保密

    B. 同时向病人本人及家属宣布病情危重程度

    C. 征求家属意见,尊重病人意愿,向患者家属如实交代病情

    D. 将诊断书直接交给病人本人

    E. 将假诊断书交给病人,隐瞒病情和预后

13. 不违反保密原则的做法是(　　　)。

    A. 泄露病人隐私　　　　　　　　　B. 透露病人家庭隐私

    C. 将病人不良病情告知家属　　　　D. 告知病人不良诊断

    E. 告知病人不良预后

14. 为了切实做到尊重病人自主性或决定,医务人员向病人提供信息时要避免(　　　)。

    A. 理解　　　　　　　　　　　　　B. 诱导

    C. 适量　　　　　　　　　　　　　D. 适度

    E. 开导

15. 在临床医学研究前,对有行为能力的病人要获得他的同意,这属于(　　　)。

    A. 代理同意　　　　　　　　　　　B. 知情同意

    C. 不需同意　　　　　　　　　　　D. 诱导同意

    E. 无效同意

16. 为病人进行体格检查时医务人员首先应做到的是(　　　)。

    A. 态度热情诚恳　　　　　　　　　B. 客观求实公正

    C. 保守病人秘密　　　　　　　　　D. 尊重病人人格

    E. 态度认真负责

17. 在手术前的伦理要求中不正确的是(　　　)。

    A. 医生必须先判断手术对病人的治疗是最优选择

    B. 必须做到知情同意

    C. 必须认真做好手术前的各项准备工作

    D. 在抢救的情况下,病人不能签字又没有家属在场的情况下医生可以暂时不做手术

    E. 医生在手术前应尽量把可能发生的术后并发症如实列在知情同意书上

18. 心理治疗伦理要求中不正确的做法是(　　　)。

    A. 运用心理学知识和技巧开导病人

    B. 要有同情心和帮助病人的诚意

    C. 病人有自伤或伤害他人行为时,应及时通知家属而无须让病人知情

D. 要以稳定的心理状态影响和帮助病人

E. 要为病人保守隐私和秘密

19. 尊重病人的自主性或决定,在病人坚持己见时,可能要求医生( )。

A. 放弃自己的责任　　　　　　　B. 听命于患者

C. 无须具体分析　　　　　　　　D. 必要时限制病人的自主性

E. 不伤害患者

20. 治疗要获得病人的知情同意,其伦理价值不包括( )。

A. 维持社会公正　　　　　　　　B. 保护患者自主权

C. 解脱医生责任　　　　　　　　D. 协调医患关系

E. 保证医疗质量

(二) A2 型题

21. 病人吴某,女,26岁,自述右侧乳房有硬结。到某医院外科就诊,经活体组织检查证实为乳腺癌,在取得本人及其家属同意后,立即手术。为慎重起见,术中对左侧乳房也做了检查,结果为"乳腺瘤性肿块",目前尚未癌变,将来有变化的危险。此时医务人员的做法正确的是( )。

A. 立即手术,切除病人左侧乳房,以防止其发生癌变

B. 将实际病情告知病人及其家属,并就是否切除病人左侧乳房征求意见

C. 不做手术,等左侧乳房癌变后再行切除手术

D. 征求科主任或院长的意见,根据他们的意见决定是否切除病人的左侧乳房

E. 将问题提交院务会议讨论决定

22. 某男,23岁,被确诊为再生障碍性贫血住入某医院。病人认为"再障"是不治之症而拒绝一切治疗措施,甚至摔碎注射器。医务人员始终保持积极、耐心、和蔼的态度,一方面反复开导,讲解有关知识,陈述利害关系;另一方面精心治疗,获得病人的信任。在病人主动配合下,通过中西医结合治疗,使病人好转出院。这个病人出院至今已生存20余年,并建立了幸福的家庭。在这个病人的治愈过程中,以下哪点说法不够准确( )。

A. 病人不仅有受动的一面,更有能动的一面

B. 医务人员通过教育和疏导,变病人的顽固拒医行为为积极的求医行为,变病人消极悲观态度为积极乐观的态度,是诊治成功的关键

C. 打动病人的心灵,改变病人的态度是医务人员的道德责任

D. 医务人员的权威性是至高无上的

E. 把病人的思想工作放在首位是正确的

23. 某大医院眼科医生第二天要为一位病人做角膜移植手术,当天晚上发现准备的角膜不见了,若病人第二天做不了手术,将有完全失明的危险,于是该医生到医院太平间偷偷摘取了一位刚刚死亡的病人的角膜。第二天,手术很成功。但不久,死亡病人的家属发现角膜不见了,状告了该医生。关于这起案件,下列哪个说法是正确的( )。

A. 该医生没有征得死亡病人家属的同意,自行摘走角膜,违反了知情同意权

B. 该医生为了抢救病人才摘走角膜,他的做法没有错误

C. 该病人已死亡,不用征求家属的同意

D. 医生有自主权摘走角膜,但最好跟家属商量一下

E. 该医生没有请示上级同意,但不用和家属商量

24．某地一位司机在车祸中身受重伤，被同行的人送到附近一家医院抢救。经查：病人多发性骨折，多脏器破裂，如不及时手术，病人将会死亡。手术需要亲属签协议书。可病人的同行者谁也不敢代替家属签名。这时主刀医师的上级医生签了协议书，表示承担责任。经过医务人员的全力抢救，病人脱险。对该上级医生的做法正确的伦理评价应该是（　　）。

A．正确，医生在医患关系中居主导地位，最有权力决策

B．正确，权威医生在任何时候都可以代替病人做主

C．正确，医生既已受到病人的信托，必要时必须承担责任，应该代替病人做主

D．错误，未经家属签名表示信托

E．错误，医生本人和医院承担的风险太大

25．李某，男，40岁，患晚期胃癌住院治疗。医生认为积极的手术比保守的化疗、放疗效果好，因此建议病人及家属配合医生进行手术，但病人不愿为家庭带来经济负担，坚决反对手术。医生反复做工作，病人始终坚持初衷。最后医生尊重病人的决定，进行保守治疗。下列分析最合乎医学伦理的是（　　）。

A．病人不该拒绝医生的方案

B．医生可以行使干涉权，强行手术

C．应该听从家属的意见

D．医生已经为病人的自主选择提供了充分的信息，因此应该尊重病人的自主选择

E．此事应由院长决定

26．林某，女，46岁，因双侧扁桃体反复感染伴化脓、发热，到某医院就诊。医生考虑病情给她开了价格昂贵的新型抗生素，患者根据经济状况要求改用平时常用的较便宜而有效的清凉解毒的中药或青霉素。对此案的伦理学分析，正确的是（　　）。

A．医生决定如何用药，病人的要求是无道理的

B．医生有用药自主权，病人必须接受新型抗生素

C．医生应向病人解释如何使用新型抗生素，若病人不同意应考虑患者的要求

D．在治疗中当医生的权利与病人的权利发生冲突时，必须绝对服从病人的权利

E．在医疗过程中，病人有拒绝治疗权，医生应当给病人换药

27．刘某，男，肝癌晚期患者，虽处于极度痛苦之中，但自认为所患疾病是肝硬化，有望治疗。因此，每当有不适时，都希望医护人员能用药物帮助其缓解疼痛，但医护人员的回避态度令病人十分失望。一次，病人疼痛再次发作，要求止痛，又遭到医护人员的拒绝，理由是：已按医嘱用药。面对类似病人，在医学伦理上最佳的选择是（　　）。

A．病人的要求应给予满足

B．满足病人的部分要求，减轻痛苦

C．实情交代，告知病人无法治疗

D．继续隐瞒病情，被动治疗

E．一定时候征得家属同意后告诉病人实情，尽量满足病人的要求，减轻痛苦

28．一对恋人来到某妇幼保健院做婚检。检查结果发现男方患有梅毒，男方担心女友离开自己，要求医生为自己保密。女方则要求医师告知其男友的真实情况。从医学伦理学的角度分析，最合理的是（　　）。

A．医师应该为男士保密

B．医师应该告知女方真实情况

C. 医师应该说服男士, 将实情告知女友, 但若男士坚决反对, 则应尊重其意见

D. 该女士无权向医师提出知晓其男友实情的要求

E. 请示领导再作出决定

29. 王某, 女, 30 岁, 未婚先孕, 因胎膜破裂住院。医师检查发现羊水中已经有胎便, 胎心 210 次/分, 表明胎儿已处于窒息状态, 于是医师决定行剖宫产, 但患者不愿在以后的婚姻中让对方知道自己生育过, 因此拒绝此方案, 要求自然分娩, 且自然分娩对病人的生命也没有威胁。医务人员下列做法符合医学伦理要求的是(　　　)。

A. 拒绝病人及家属的意见, 强行剖宫产

B. 与计划生育部门联系看能否尊重病人的意见

C. 与计划生育部门联系, 商讨方案

D. 尊重病人的意见, 让其自然分娩

E. 既然病人拒绝医生的方案, 医生应采取听之任之的态度

(三) B1 型题

(30～31 题共用备选答案)

A. 知情同意　　　　　　　　　B. 病人自主

C. 疗效最佳　　　　　　　　　D. 痛苦最小

E. 耗费最少

30. 在诊疗活动中把诊疗措施的选择权利交给病人, 由病人决定实施何种诊疗措施。这是(　　　)。

31. 医务人员在诊疗活动中要尽量降低诊疗手段给病人带来的疼痛、不适、不便等负面感觉, 尽量减轻诊疗手段给病人带来的伤害, 这是(　　　)。

(32～33 题共用备选答案)

A. 要争分夺秒, 有急病人之所急的紧迫感

B. 要有敢担风险团结协作的使命感

C. 要有深厚的同情感

D. 抢救前先让病人知情同意

E. 要有经济头脑, 保证少花钱多办事

32. 在抢救危重病人时, 哪一条是保证抢救成功的前提(　　　)。

33. 哪一条可以先不考虑(　　　)。

(34～35 题共用备选答案)

A. 态度认真, 一丝不苟　　　　　B. 成本核算, 经济实惠

C. 通力合作、密切配合　　　　　D. 安全无害, 效果最好

E. 耗费最小, 痛苦最少

34. 在为病人手术中的伦理要求中, 哪一条不正确(　　　)。

35. 在为病人手术中的伦理要求中, 哪一条最重要(　　　)。

(36～37 题共用备选答案)

A. 尊重病人的人格　　　　　　　B. 消毒隔离严防感染

C. 争分夺秒积极抢救　　　　　　D. 不怕危险勇于献身

E. 保守隐私和秘密

36. 上述各项中符合急救工作伦理要求的是(　　　)。

37. 上述各项中符合传染科伦理要求的是（   ）。

（38～39题共用备选答案）

    A. 合理配伍、细致观察   B. 节约费用、减轻负担

    C. 对症下药、剂量安全   D. 坦荡无私、尊重病人

    E. 维护尊严、注意避嫌

38. 明确疾病的诊断和药物的性能，选择治本或标本兼治的药物符合（   ）。

39. 根据病情的轻重缓急，进行全面考虑，合理使用药物符合（   ）。

二、思考题

1. 医务人员在临床诊疗中如何坚持病人第一的诊疗伦理原则？

2. 在临床诊疗中，如何贯彻知情同意的伦理原则？

3. 在问诊、体检、辅助检查中，应分别遵循哪些特殊的伦理要求？

4. 简述药物、手术、心理、康复治疗及急救工作的伦理要求。

三、案例分析

1. 刘女士暑假回家，被一男子杀害。这位男子过去曾向他的精神病科医生坦白自己想杀她。这位精神科医生考虑到医务人员对病人负有保密义务，没有向刘女士或其家庭报告。该医生曾设法将病人送进精神病院，但没有成功，导致刘女士被该男子杀害。

    问题：（1）这位医生做得对不对？

           （2）如果你是这位医生会如何处理？为什么？

2. 病人李某，女，35岁。因胃溃疡合并大出血，由其丈夫护送至医院急诊。夫妇俩的宗教信仰认为输了别人的血是一种罪恶，终身不得安宁。所以尽管医务人员再三劝她输血治疗，但她仍然拒绝输血。此时病人面色苍白，呼吸急促，脉搏快而弱，血压低至60/40mmHg。医务人员劝说其丈夫，丈夫表示同意输血，但病人仍说："不要违背我的信仰"。病人后因输血而康复出院。

    问题：（1）医务人员不顾她的信仰进行输血，是否违反了病人自主这一原则？

           （2）如果你是医务人员会怎么办？

3. 李某是一位小有名气的个体性病医生，曾收到不少病人的来信。为了进一步招揽顾客，他挑选了一些来信张贴在办公室。其中有一封是少女任某写的，任某在信中详细叙述了自己的难言之隐，并写明了自己的姓名、地址、电话号码、邮编，最后要求："请为我保密"。该信张贴后，内容很快传到任某居住的所在地。任某不但经常受到他人的取笑，一些不法分子甚至按图索骥，上门、写信或打电话对她进行骚扰，从而使她的身心健康受到很大的伤害。

    问题：（1）李某这样做违反了临床诊疗工作的什么原则？

           （2）如果你是医务人员该如何保护病人的隐私？

4. 学生钱某以高热、头痛、颈项强直主诉入急诊室。体检提示脑膜炎。脑脊液检查表明是肺炎球菌性脑膜炎。医生将诊断结果告诉了该学生，并建议住院用抗生素治疗，但是却遭到钱某的拒绝。

    问题：（1）遭到钱某的拒绝，该医生是否就放弃了对其进行治疗？

           （2）如果你是该医生会如何处理？

5. 2007年11月21日下午4点左右，孕妇李丽云因难产被肖志军送进北京朝阳医院京西分院，肖志军自称是孕妇的丈夫。面对身无分文的夫妇，医院决定免费入院治疗，而面对

生命垂危的孕妇,肖志军却拒绝在医院剖宫产手术单上签字,医院的几十名医生、护士束手无策,在抢救了 3 个小时后(19 点 20 分),医生宣布孕妇抢救无效死亡。

问题:(1)你认为这场悲剧是否不可避免?

(2)医生在这种情况下,应如何履行知情同意原则?

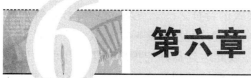

第六章

护理伦理

学习要点

1. 掌握：护理伦理的特点。
2. 熟悉：基础护理的道德要求；整体护理的道德要求；心理护理的道德要求。
3. 了解：护理伦理的意义和作用；门、急诊护理与特殊护理的道德要求；临终护理的道德要求与尸体料理中的伦理要求。
4. 能正确理解护理伦理的特点并运用到护理实践活动中；能严格遵守基础护理、整体护理、心理护理、门急诊护理、特殊护理、尸体料理等工作道德要求；能帮助临终病人顺利度过生命的最后时期。

第一节 护理伦理的特点、意义和作用

一、护理伦理的特点

（一）护理伦理的主动性与护理工作的科学性

护理工作的科学性，要求护士在护理病人过程中做到准确、及时、无误。同时也要做到四勤，即：腿勤，经常深入病房，观察病情、发现问题及时、主动报告主治医生；嘴勤，常与病人交流，使病人放松心态，积极配合治疗，避免不良情绪的产生；手勤，保持病房干净舒适，使病人有一个良好的就医环境；脑勤，做好常规护理记录，分析病人生命体征细小变化，为治疗提供重要依据。护理伦理的主动性则要求护士在常规护理工作中主动地、积极地、热情地去执行相关制度，而不是刻板地消极应付。

（二）护理伦理的协调性与护理工作的广泛性

护理工作具有内容广泛、形式具体、对象复杂多样的特点。从护理对象来看，护士面对患有各种疾病的病人；从护理内容上来看，有基础护理、整体护理、特殊护理等；从护理方式上来看，有躯体护理、心理护理、自我护理、社区护理等。护理的场所既面向医院，也面向家庭、社区乃至整个社会。护理工作要因人而异，因病而异，因客观条件而异。根据病人的具体情况制定出最佳的护理方案，以便为病人更好地服务。要做到这一点则必然有赖于护士与病人、病人家属和其他医务人员密切配合，协调一致。在处理诸多关系中，护士的道德水平起着重要的作用。因此，协调性是护理伦理的重要特点。

（三）护理伦理的自觉性与护理工作的整体性

人是一个复杂的综合体，生活在社会各种复杂的关系中，而每个人的一生都曾扮演病

人这个角色。用整体观念看待疾病是新的医学模式的特征之一。生物、心理、社会等诸多因素对人的健康与疾病的发生、发展和转归都有着直接或间接的影响。现代护理模式是将心理护理、躯体护理和社会护理有效地结合起来，以此达到良好的护理效果。用整体性和系统性的观点看待疾病和护理工作，将躯体护理、心理护理和社会护理三者有机地结合起来。这就要求护士必须具有高度的责任感和事业心，与病人交流中了解其不同的脾气、性格和生活背景，调查清楚可能致病的心理因素与社会因素，有针对性地进行疏导、安慰、主动地做好心理护理和社会护理，帮助病人有效地消除紧张情绪和种种顾虑。使病人树立战胜疾病的信心，积极配合治疗，早日恢复健康。

二、护理伦理的意义和作用

(一) 护理伦理是提高护士自身素质的必要条件

职业道德是提高护士自身素质的重要因素之一。护理道德水平的高低正是衡量护士自身合格与否的试金石。一名合格的护士只有具备高尚的职业道德，忠诚于自己所从事的事业，在面对常规、琐碎而又繁忙、细致的日常工作时，才能最大限度地发挥出专业技术能力，圆满地完成护理工作。而且加强对护士素质的培养又能促进良好护理工作的巩固与开展。因此，护理伦理是护士提高自身素质的必要条件。

(二) 护理伦理是完成护理工作的重要保证

《国际护士伦理守则》规定，护士的基本任务包括："增进健康，预防疾病，恢复健康和减轻痛苦"四个方面，护理工作直接影响到病人的生命和健康。护理工作质量好坏，不仅取决于护士自身的专业技术水平，而且更取决于护士道德水平的高低，审慎的工作态度、仁爱的道德情怀。

(三) 护理伦理是建立良好医护关系的基础

良好的医护关系，是护理措施得以落实的基础。首先，护士在与病人关系中的主导地位，使护理道德对护士与病人关系的调节作用往往比其他经济的、技术的、法律的调节更为广泛、更为深入。其次，护士与医生工作中的合作性、协调性和衔接性是十分重要的，护士与医生的密切合作，建立良好的医护关系，协调一致，相互尊重、相辅相成是完成整个医疗过程，为病人消除病痛，促进病人早日康复的重要保证，而护理伦理是建立和谐医护关系的重要因素。

(四) 护理伦理有利于提高医院的管理水平

我国著名护理学家王琇瑛曾说过："国家不可一日无兵，亦不可一日无护士。"可见护理工作尤为重要。护士就像战士一样，护卫着人类的生命和健康，在医院，无论是在门诊、病房、手术室或者在急诊室，都有护士的身影。她们既对病区环境的舒适，病人的安全等负有管理责任，又对病区的物品和设备等有使用权和保管权。护理伦理能够培养护士在护理工作过程中高度的责任感，使其恪守其职，各负其责，自觉遵守各项规章制度，从而保证了良好的医疗秩序，促进医疗护理质量不断提升。

(五) 护理伦理有利于促进护理人才的培养，推动护理科学的发展

随着现代医学模式的转变，由原来的以疾病为中心模式转变为以病人为中心，这对护士的自身发展提出了更高的要求。过去在整个医疗过程中医生占主导地位，护士只是从属地位，现代护理模式拓宽了护理工作的领域，丰富了护理工作的内容，护理服务不仅存在于医院，而且还涉及家庭、社区等。护理伦理观念的形成有利于培养护士对工作的积极性，护

士主动参与相关护理工作调查、设计方案和学术研究。使护士不仅具有良好的道德素质，而且会积极主动地去发现新问题、认识新情况，从而推动护理科学的发展。

（六）护理伦理能促进社会主义精神文明建设

护士在整个医疗队伍中占的比重较高，护士更代表了一所医院的整体形象，护士直接与病人接触，护理质量的好坏，直接影响医院的声誉。护士的仪容、仪表、语言、举止无一不对病人乃至社会产生极大的影响，而医院的精神文明绝大部分是通过护士得以发扬的。因此，护士的工作质量、素质水平的高低对于医院的精神文明建设有着至关重要的作用，对影响、推动社会的精神文明建设也具有深远的意义。

第二节 基础护理、整体护理与心理护理道德

一、基础护理道德

（一）基础护理的特点

1．常规性

2．服务性

3．信息性

（二）基础护理的道德要求

1．打好基础，精通业务 基础护理是护理工作中最为基本和常规的工作，是护士主要、基本的工作任务。护士要做好基础护理工作，就必须练好基本功，熟练掌握护理学基本知识和基本技能，并不断提高自己的业务水平，逐渐达到精通的程度。

2．认真负责，一丝不苟 基础护理工作的好坏，直接影响着病人的生命和健康。因此，护士必须经常深入病房巡视病人，密切观察病情变化，仔细周密、审慎地对待每项工作，防止出现差错。不放过病人的任何疑点，时刻把病人的身心安全放在首位。

3．团结协作，彼此监督 为了治病救人的共同目的，护士与其他医务人员尤其是医护之间必须团结协作，协同一致地完成各项医疗护理任务。护士同其他医务人员之间的协作是相互的、互利的，不能以自我为中心，要采取积极主动的态度，这样才能达到实质上、持久型的合作。医护人员在彼此协作过程中，要互相监督。在医院内部医护之间也要开展监督和批评，医护人员对别人的忠告、批评等应抱着虚心接受的态度认真对待。

二、整体护理道德

（一）整体护理的特点

1．以现代护理观念为指导

2．以护理程序为核心

3．护理环节系统化

（二）整体护理的道德要求

1．树立整体意识，工作协调统一 整体意识是指护士要以多维的视角看待护理对象，将其视为生物的、心理的、社会的、整体的人，要从病人多方面的需要中去考虑病人的健康问题及护理措施。在整体护理工作中，要求护士从对病人生命体征的监测到护理表格的填写，从护理计划的制订到护理品质的评价，都要以护理的程序为框架，多个环节、多个维度、护

士都要协调一致地对病人进行护理,以达到最佳的护理效果。

2. 勇于承担责任,工作积极主动　整体护理以护理程序为基础,这就使护理工作摆脱了过去多年来靠医嘱加常规的被动工作局面。护士的主动性、积极性和潜能都将得到充分的发挥。整体护理的实施,医院新业务、新技术的发展,使护理职能不断扩展和延伸,任务越来越重。因此,护士要真正地为服务对象解决健康问题,就必须积极主动地工作,勇于承担责任。

3. 全面关心病人,积极开拓进取　现代护理观念要求护士把病人看作整体的人,要以病人的健康为中心。而影响病人健康的因素是多方面、多因素的,这就要求护士不能只盯着病人的某一个方面,如生命体征,而要从多个方面关心病人,其经济处境、家庭状况、心理状态、生活爱好、社会交往等,努力使病人处于最佳的生理和心理状态,以利于康复。这要求护士必须不断地充实自己,积极开拓进取。

三、心理护理道德

(一) 心理护理的特点

1. 以语言为手段

2. 以解决病人的心理问题为目的

3. 护理过程须讲究策略

(二) 心理护理的道德要求

1. 具有高度的责任心和良好的专业精神　心理护理要涉及病人的内心世界与不为人知的内心秘密。病人不会轻易地向护士开启内心世界,也不会轻易告知其内心的秘密。因此,心理护理是具有相当难度的护理活动,并非简单的护患交流就能够做到的。护士必须了解专业的心理学知识,熟练掌握对病人的心理干预方法,并具备与病人的语言沟通与心理沟通技能。同时,在护理过程中遇到困难时,护士也不宜随便放弃,而要以高度的责任感和良好的专业精神,以天使般的心态探索帮助病人的方法,直至病人向你开启心扉。

2. 具有帮助病人的诚意　在心理护理中,护士应该端正心态,态度严肃,诚心诚意地帮助病人。做心理护理是为了帮助病人早日恢复健康,而不是为了猎奇,更不是为了获取茶余饭后的谈资。护士应该向病人表明自己的诚意,并与病人真心交朋友,拉近与病人的距离,用自己真心帮助病人的行动取得病人的信任,使心理护理能够顺利进行。

3. 尊重病人,保守病人的隐私　病人即使有心理问题,甚至心理疾病,他也仍然享有人格和尊严,仍然有得到他人尊重的权利,护士尤其应该理解病人因心理问题或心理疾病所受的痛苦与折磨。护士在心理护理中获知病人的不寻常经历或心理后,不可对病人产生歧视心理,更不可当面讥笑病人,否则不但导致心理护理失败,而且还会导致护患关系破裂,甚至发生护患纠纷。护士应该真心尊重病人,并严格为其保守隐私,以利于病人的康复。

第三节　门诊、急诊护理与特殊病人护理道德

一、门、急诊护理与特殊护理道德

(一) 门诊护理的特点

1. 管理任务重

2. 预防交叉感染难度大

3. 针对性和服务性强

（二）门诊护理的道德要求

1. 热情关怀、高度负责

2. 环境优美、安静舒适

（三）急诊护理的特点

1. 随机性强

2. 时间性强

3. 主动性强

（四）急诊护理的道德要求

1. 对时间要有紧迫感

2. 对病人要有仁爱之心

3. 对工作要有高度的责任感

二、特殊病人的护理道德

（一）特殊护理的特点

1. 服务难度大、范围广

2. 道德要求标准高

3. 伦理难题多

（二）特殊护理的道德要求

1. 尊重病人，保守隐私

2. 不辞辛苦，任劳任怨

3. 正直无私，恪守慎独

三、临终护理与尸体料理中的伦理要求

（一）临终护理的道德要求

1. 尊重和理解临终病人

2. 尊重临终病人的生活方式

3. 保护临终病人的权利

（二）尸体料理中的伦理要求

1. 严肃认真，一丝不苟

2. 妥善处理好遗嘱、遗物

3. 认真做好死者亲属的工作

（赵　炎）

练 习 题

一、选择题

（一）A1 型题

1. 大多数急诊病人病情比较复杂，风险较大，病情涉及多学科，急诊科室间，所以医护之间应该是（　　）。

A. 团队协作　　　　　　　　　　　　B. 合理安排

C. 彼此监督　　　　　　　　　　　　D. 相互尊重

2. 护士在护理特殊病人无人监督自己行为时,仍然能做到洁身自好,只做好事,不做坏事。下列说法正确的是( )。

A. 尊重病人,保守隐私　　　　　　　B. 不辞辛苦,任劳任怨

C. 严肃认真,一丝不苟　　　　　　　D. 正直无私,恪守慎独

3. 护理领域的鼻祖,护理领域的先驱是( )。

A. 希波克拉底　　　　　　　　　　　B. 南丁格尔

C. 孙思邈　　　　　　　　　　　　　D. 张仲景

4. 护理关系中的核心是( )。

A. 护患关系　　　　　　　　　　　　B. 医护关系

C. 护护关系　　　　　　　　　　　　D. 护技关系

5. 对于不可逆转并且濒临死亡的危重病人,医护人员应该是( )。

A. 不惜一切代价治疗和抢救

B. 尊重病人家属的意愿

C. 实施临终关怀

D. 主动实施安乐死

6. 属于精神病科护理工作的特点是( )。

A. 护理工作紧迫　　　　　　　　　　B. 特殊护患关系

C. 护理安全突出　　　　　　　　　　D. 服务难度大、道德要求高、伦理难题多

7. 以下不属于急诊护理的道德要求是( )。

A. 争分夺秒,全力以赴　　　　　　　B. 灵活主动,尽职尽责

C. 小心谨慎,避免风险　　　　　　　D. 深切同情,周到服务

8. 护理工作关系到人们的生命和健康,这种特殊关系要求它必须具有( )。

A. 严谨的科学性　　　　　　　　　　B. 严格的时间性

C. 工作的紧迫性　　　　　　　　　　D. 技术的安全性

9. 良好的医护关系是( )。

A. 预防疾病,恢复健康　　　　　　　B. 提高护士的道德素养

C. 护理措施得以落实的基础　　　　　D. 保证护理质量不断提升

10. 基础护理的道德要求不包括( )。

A. 打好基础,精通业务　　　　　　　B. 认真负责,一丝不苟

C. 团结协作,彼此监督　　　　　　　D. 灵活主动,尽职尽责

11. 急诊护理的特点不包括( )。

A. 随机性强　　　　　　　　　　　　B. 时间性强

C. 主动性强　　　　　　　　　　　　D. 责任心强

12. 临终护理是指对处在临终阶段的病人实施良好的护理,目的是( )。

A. 帮助病人恢复健康　　　　　　　　B. 缓解病人的痛苦

C. 帮助医生提高医术　　　　　　　　D. 提高病人的生活质量

13. 尸体料理的伦理要求不包括( )。

A. 严肃认真,一丝不苟　　　　　　　B. 妥善处理好遗嘱、遗物

    C. 认真做好死者亲属的工作   D. 做好死者的善后工作

14. 整体护理的道德要求不包括（　　　）。

    A. 树立整体意识，工作协调统一   B. 勇于承担责任，工作积极主动

    C. 全面关心病人，积极开拓进取   D. 提高业务水平，搞好医患关系

15. 心理护理的特点不包括（　　　）。

    A. 以语言为手段   B. 以解决病人的心理问题为目的

    C. 了解病人的生活背景   D. 护理过程须讲究策略

16. 特殊护理的特点不包括（　　　）。

    A. 服务难度大、范围广   B. 病情多变

    C. 道德要求标准高   D. 伦理难题多

17. 门诊护理的特点不包括（　　　）。

    A. 病情复杂   B. 预防交叉感染难度大

    C. 针对性和服务性强   D. 管理任务重

（二）A2 型题

18. 病人张某家在农村，曾与某城市姑娘谈恋爱，但是该姑娘的父母看不起张某的家庭，逼女儿与张某断绝关系。张某失恋后，十分自卑，讲话、走路都很谦卑。护士刘某在为张某做心理护理时，了解了张某的经历，就经常与自己的家人谈论张某的情况。该护士违背了心理护理中的哪种道德要求（　　　）。

    A. 具备高度的责任心和良好的专业精神

    B. 具有帮助别人的诚意

    C. 尊重病人，保守隐私

    D. 全面关心病人，积极开拓进取

19. 一天，某医院送来一位危重病人，因抢救无效死亡，护士 A 做了尸体料理。在料理过程中，护士 A 一边哼着歌曲，一边给死者清理身体。该护士违背了尸体料理中的哪种伦理要求（　　　）。

    A. 严肃认真，一丝不苟   B. 认真做好死者亲属的工作

    C. 不辞辛苦，任劳任怨   D. 妥善处理好遗嘱、遗物

20. 护士小刘遵照医嘱给病人张某服药，等病人张某服药后护士小刘忽然想起给病人服错了药，于是漫不经心地在走廊的一头对另一头的护士小李大喊：“张某吃错药了！”此话被病人张某听到后，急忙自己寻来肥皂水喝下，打算把药吐出来，结果引发了严重呕吐加上心力衰竭，当场死亡。事后经查，吃错的药是维生素 B_{12}。对此案例，下列说法正确的是（　　　）。

    A. 维生素 B_{12} 是有益身体健康的，吃错了也无妨

    B. 医护人员的语言和行为都要从有利于病人和不伤害病人的角度出发

    C. 病人喝肥皂水致死，这是属于病人自己的责任，无关医护人员的事

    D. 护士不应该把真相说出来

（三）B1 型题

（21～22 题共用备选答案）

    A. 微笑、亲切、及时   B. 准确、及时、无误

    C. 深切同情，周到服务   D. 环境优美、安静舒适

21．护士在护理病人过程中应做到的是（　　　）。

22．上述各项中符合门诊护理道德要求的是（　　　）。

二、思考题

1．简述护理伦理的特点是什么。

2．简述基础护理的道德要求有哪些。

3．简述尸体料理中的伦理要求。

4．简述特殊护理的工作特点有哪些。

三、案例分析

某日下午5点23分，某县一名4岁男孩将玻璃球吞入口中，卡在喉部。家长发现后，立即抱着孩子到附近的一家医院求救。到医院急诊室时是5点30分，孩子尚能讲话。急诊室服务台后面坐着4位护士，见此情况，既不知所措，又无一人采取行动，只是告诉家长值班医生没有来上班，叫家长自己带着孩子到口腔科去看。家长抱着孩子到口腔科，只见室内灯亮着，但门却锁着，又跑到耳鼻喉科找医生，门又锁着。无奈，孩子又被抱回急诊室，此时已是5点47分。在家长的催促恳求下，护士向院长作了汇报，又过了一会儿，院长才找来一位医生，把孩子倒立，直接用手就很快抠出了口中的异物，但为时已晚，孩子失去了生还的希望。

问题：请分析急诊室护士违反了哪些急诊护理的道德要求。

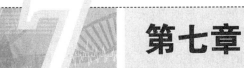

第七章

健 康 伦 理

 学习要点

1. 掌握：健康、健康教育、亚健康的概念、突发公共卫生事件的特点。
2. 熟悉：环境因素对人类健康的影响、预防医学工作伦理道德要求。
3. 了解：社区卫生服务的内容及道德规范。
4. 培养学生的健康道德意识和全心全意为人类健康服务的精神。

第一节 健康与健康道德

一、健康理念与医学目的

（一）健康的概念

健康是在躯体健康、心理健康、社会适应良好和道德健康四个方面皆健全的表现。

（二）医学的目的

1. 预防疾病和损伤、促进及维持健康；
2. 解除由疾病引起的疼痛和痛苦；
3. 对疾病的照料和治疗，对不治之症的照料；
4. 避免早死，追求安详死亡；
5. 提供人文关怀。

二、健康伦理道德

（一）健康伦理道德的含义

健康伦理道德的含义包括三个方面：

1. 健康伦理道德是社会意识的一种形式，它是依靠社会舆论、内心信念、传统习俗的力量来调整社会经济发展与健康环境之间关系行为规范的总和。

2. 健康伦理道德是人们防病治病、维持完满的身心状态和社会适应能力的行为规范的总和。

3. 健康伦理道德是增强人类对环境的适应能力、挖掘人或人类对环境适应潜力，消除与人类在生理、心理和环境方面制造的危险因素有关的道德理论、道德情感和道德意识。

（二）健康伦理道德的意义

1. 健康道德有助于维护和实现"人人健康" 世界卫生组织于 1977 年 5 月在第 30 届世

界卫生大会上提出了"2000年人人享有卫生保健"的全球战略目标,我国为此做了大量卓有成效的工作。要使更多的人把实现该目标化为己任,自觉履行人人健康的社会责任,一个至关重要的问题是需要健康道德参与,树立全民的健康道德观念,增强全民的健康道德责任意识,提高全民遵守健康道德规范的能力。

2. 健康道德是实现"人人健康"的基础　人的健康意识,不仅包括医学方面的意识,而且还包括道德方面的意识。人们只有对健康和维护健康行为的认识达到了一定的健康道德境界,形成了一定的道德意志,才能自觉自愿地去遵循有助于人的健康行为规范,抵制不利于人类健康的有害行为,人类的健康利益才能得到保护。所以,要实现"人人享有卫生保健",需要健康道德意识作为思想上的保证。

3. 健康道德参与实现"人人健康"　实现"人人健康"的社会目标是一个极其复杂的社会工程,在这个庞大复杂的工程中,需要各种关系的各种成员、团体共同接受和遵守的行为规范去评价自己和他人的各种行为,在这方面,健康道德通过自身的作用,从社会舆论、内心信念、传统习俗谴责、抵制有害人类健康利益的行为,从而创造一个有利于人类健康利益的社会环境,从客观上有助于"人人健康"措施的贯彻落实。

（三）健康标准

1. 精力充沛,能从容不迫地应付日常的生活和工作;

2. 处事乐观,态度积极,乐于承担任务不挑剔;

3. 善于休息,睡眠良好;

4. 应变能力强,能适应环境的各种变化;

5. 能抵抗一般感冒和传染病;

6. 体重适中,身材匀称,站立时头、肩、臂位置协调;

7. 眼睛明亮,反应敏捷,眼睛和眼睑不发炎;

8. 牙齿清洁、无龋齿、无疼痛,牙龈颜色正常,无出血现象;

9. 头发有光泽,无头屑;

10. 肌肉、皮肤有弹性。

（四）健康教育

1. 健康教育的概念　健康教育是指通过有计划、有组织、有系统的教育活动,促使人们自愿地采用有益于健康的行为和生活方式,消除或降低影响健康的危险因素,预防疾病,促进健康,降低发病率、伤残率和死亡率,提高生活质量,并对教育效果作出评价。其目的是帮助人们理智地建立和选择健康的生活方式。

2. 健康教育的任务　①促进和培养个人和社会对预防疾病和促进健康的责任感;②帮助人们正确认知,选择有利于健康的生活方式和行为;③有效地促进全社会都来关心健康和疾病的问题。

（五）健康伦理准则

1. 经济发展与人类健康效益相统一　经济的发展为人类生存、发展和健康的保持提供了必要的物质前提,而人类健康水平的提高对经济发展可以起到积极的促进作用。发展经济不以牺牲人类健康利益为代价,这就要求国家在制定国民经济和社会发展计划时,必须坚持科学发展观,协调处理好经济发展与环境保护、与人类健康利益的关系。

2. 局部利益与全局利益相统一　衡量一个企业对社会的贡献,不能只看其经济效益的好坏或上缴国家利税的高低,还应该看其环境效益及其对社会人群健康的影响。保护环境,保持生态平衡,防止和消除人类生存环境的污染,其目的就是保护人类健康。污染环境、有损于人民身体健康的就应该依法治理。

3.保护劳动者身体健康与重视劳动成果相统一　任何单位和企业既要关心自身的利益、关心劳动者为企业单位创造的劳动成果,也要按照劳动法的规定,为劳动者创造必要的劳动条件,提供必要的劳动保护,切实保障劳动者的身体健康。

4.民族利益与人类健康利益相统一　在发展经济的过程中,要把维护本民族利益和对全人类健康利益负责有机地统一起来,实现全人类的繁荣富强。

三、亚健康伦理审视

(一)亚健康的定义

亚健康多指无临床症状和体征,或者有病症感觉而无临床检查证据,但已有潜在发病倾向,身体处于一种机体结构退化和生理功能减退的低质与心理失衡状态。

(二)亚健康的主要表现

1.身体亚健康　包括困倦易睡、浑身乏力、面容憔悴、腰酸背痛、胸闷气短、皮肤干燥、四肢麻木、面部浮肿、脱发、多汗、性功能减退、心律不齐等。

2.心理亚健康　记忆力减退、注意力分散、精神萎靡、烦躁不安、情绪低落、缺乏自信、无安全感、多梦易惊等。

3.情感亚健康　过于依赖、霸道、冷漠、怀疑、孤独、空虚、自卑、猜疑、自闭、轻率等。

4.思想亚健康　思想表面化,脆弱、不坚定,容易接受外界刺激并改变自我等。

5.行为亚健康　行为失常、无序、不当、行为偏激等。

(三)亚健康的危害

1.亚健康状态明显地影响工作效率、生活及学习质量。

2.多数亚健康状态与生物钟紊乱构成因果关系,直接影响睡眠质量,加重身心疲劳,引发慢性疲劳综合征,甚至危及生命安全。

3.身体或心理亚健康极易相互影响,导致恶性循环,引发精神或机体疾患。

4.亚健康是大多数慢性疾病的病前状态。

5.严重的亚健康可明显地影响健康寿命,造成早衰。

(四)亚健康的伦理审视

1.亚健康产生的主要原因

(1)亚健康源于越来越恶劣的社会环境:环境污染、食品安全、交通拥堵、人际关系等日益恶化的社会环境是引起亚健康的主要原因。

(2)亚健康源于越来越紧张的生存发展压力:工作压力、事业竞争、体力透支、过度用脑等是导致亚健康的重要原因。

(3)亚健康源于越来越倾斜的生活运动方式:休息不足,特别是睡眠不足,生活无规律,如吸烟、酗酒、看影视、网络游戏、跳舞、打牌、备考及开夜车等是影响亚健康的直接原因。

2.摆脱亚健康的原则、方法

(1)适度的原则:坚持实事求是,客观地认识自己的工作能力,不要接受超过自己工作能力的工作。

(2)乐观的原则:乐观待己,乐观待人,乐观处事,遇事放得下、想得开。

（3）和谐的原则：努力改变生活结构失衡状态，保障睡眠、均衡营养、培养兴趣、善待压力，从"现代文明病"走出来。

第二节 生 态 伦 理

一、生态环境危机

（一）生态环境危机的定义

生态环境危机是指由于人类的活动导致局部地区甚至整个生态系统结构和功能的严重破坏，从而威胁人类的生存和发展。

（二）我国生态环境危机的主要表现

1. 生态系统全面退化

2. 水土流失急剧

3. 濒危物种增加

4. 天然湿地大量消失

5. 人工林树种单一

6. 农业生态系统退化危及粮食安全和食品安全基础

中国生态环境危机现状还包括生物入侵、全球变暖、海洋生产力下降等。

（三）生态环境道德原则

1. 平等互爱　即地球上所有生物都享有生存环境不受污染和破坏，保证健康自下而上和持续发展的权利。

2. 保持互利　人类每一个成员都应保护生存环境，保证地球上所有成员和谐共处，共同发展。

二、自然环境伦理

自然环境伦理原则是：

1. 环境正义原则

2. 代际平等原则

3. 尊重自然的原则

三、社会环境伦理

（一）社会环境的定义

社会环境又称非物质环境，是指人类在生产、生活和社会交往活动中相互间形成的生产关系、阶级关系和社会关系等，它包括社会政治制度、经济状况、文化水平和卫生服务。

（二）社会环境对人类健康的影响

1. 社会制度对健康的影响　和平与安定的社会环境是人类长寿的前提。一个国家政治制度的先进和完善、社会秩序稳定、人际关系和谐、人民安居乐业、良好的文化教育和文化素质、良好的卫生习惯和行为，都有利于促进人民的身心健康。

2. 社会经济对健康的影响　社会经济的发展，有利于促进卫生事业的发展和提高人民生活水平，公共卫生设施与医疗保险制度，直接影响人们的健康水平，延长人均寿命。但是,社会经济繁荣使人类生活经常处于舒适、方便的同时,也引发"现代文明病"或称"生活方式病",使人经常处于"亚健康状态",这些现象也应给予足够的重视。

3.社会压力对人类健康的影响 人的健康直接或间接地受社会因素影响和制约。随着科学的发展、社会生活节奏的加快、用人机制的改革及竞争越来越激烈,人们承受的压力也越来越大。当压力超出人的承受能力时就会成为破坏力,破坏健康,各种心理疾患的发病率就会快速增长。

社会不良因素可以给人们带来不良刺激,通过特定的神经系统的活动,产生某些激素的分泌变化,直接影响人的生理、心理变化,产生消极情绪和行为,可以导致性格异常,出现不良行为方式,如酗酒、吸毒、吸烟等不良行为,从而危害人体健康,引起相关疾病。

4.人口增长对人类健康的影响 人口的数量、质量与健康也有着十分密切的关系:①我们赖以生存的地球资源是有限的,如果人口无计划的增长,会破坏自然资源和社会资源的平衡、利用,造成人口与资源失衡加大,甚至严重失调;②人口密度过大,流动人口增加,会使环境质量下降;③人口增长过快,会导致就业、教育、营养、交通、住房、医疗卫生服务等一系列的社会问题,从而降低人口的健康水平。

(三)社会环境伦理道德

1.遵守公德,文明礼貌 要求人们要仪表端庄,举止文雅,言谈谦虚,待人和气,亲切热情。彬彬有礼的人,必然赢得人们的依赖和尊重。谦虚不是自卑,更不是贬低自己,而是一种内在的修养,表现为与人交往时虚怀若谷,尊重他人的人格,学习他人的长处,从不夸耀自己,自吹自擂,举止言谈谦恭有礼。

2.敬老爱幼,尊师敬贤 老年人有丰富的生产知识和生活经验,对社会或多或少地都作出了自己的贡献,应该受到后辈的尊敬。儿童是社会的未来、人类的希望,在德智体诸方面都处在成长的过程中,需要大人的关怀和照顾。师长是人生的向导和知识的传播者,担负着传道、授业、解惑,传承中华文明的重任。发扬敬老爱幼,尊师敬贤的传统美德,以便造成良好的社会风尚。

3.团结友爱,助人为乐 在现实社会中,每个人都在一定的人际交往中生活,每个社会成员都不能孤立地生存,而在生活中人人都会遇到一些困难、矛盾和问题,总有需要别人帮助救济的时候。懂得了这个道理,就要主动地帮助别人,以助人为乐。同样的道理,你帮助了别人,别人也会帮助你。帮助别人,为别人做好事,就会使人由于你的存在而愉快,因你的存在而欣喜,因你的出现而受到鼓舞。反过来,你也会得到别人的关心与帮助。

4.爱护公物,保护环境 公共财物是劳动人民的智慧和血汗的结晶,是社会发展,生产改善,社会成员物质生活和精神生活的基础。公共场所的建筑物、古代文物、花草树木、娱乐器具、交通工具等,都是公共财物,每个公民都有法定的责任和义务,保护和增加社会的公共财物。

第三节 预防医学伦理

一、预防医学工作特点

(一)三级预防的概念

一级预防即病因预防,使健康人免受致病因素的危害,积极增进健康;二级预防即临床前期预防,做到早期发现、早期诊断、早期治疗,防止疾病发展,以保护健康;三级预防即临床预防,及时、正确的治疗,防止残疾、防止转移和加速康复。

(二)预防医学工作的特点

1. 工作范围的社会性和广泛性 预防医学工作范围广泛,服务对象复杂,牵涉面很广。这就决定了预防人员在工作中一定要把社会效益放在首位,正确处理各种关系,时刻牢记预防工作是保护整个社会人群的,始终应坚持个人利益要服从集体利益和国家利益,局部利益服从整体利益,眼前利益服从长远利益的原则,坚定不移地做好预防工作。

2. 工作效率的紧迫性和时效性 传染病疫情的发生和流行除了具有明显的季节性和区域性外,还具有突发性和紧迫性的特点,这就要求预防医学工作者闻风而动,立即奔赴现场进行抢救、消毒、隔离等处理,以完成紧急的防疫任务,履行自己的道德职责。

3. 工作过程的长期性和艰巨性 预防医学与临床医学不同,预防医学工作的重点,是对人民群众的疾病进行预测,提前采取一系列切实有效的防治措施,防患于未然。它所产生的社会效益一般不能在短期内表现出来,有些疾病的防治后果,甚至长时期内也难以表现出来。因此,正确认识预防医学道德责任的长期性和艰巨性,不断向群众宣传"预防为主"的工作方针尤为重要。

4. 工作效果评价的滞后性和效益影响的深远性 预防医学以为群体服务为根本任务,其工作成效是长远的,短时间是显现不出来的。卫生预防工作成效的滞后性,容易使人们产生"重治轻防"的思想,预防保健人员应具有不计名利、甘当无名英雄的精神,自觉履行对人群和社会的道德责任。

二、预防医学工作的伦理要求

预防医学工作的伦理要求是:

(1) 忠于职守,高度负责;

(2) 面向社会,主动服务;

(3) 实事求是,科学严谨;

(4) 团结协作,善解矛盾;

(5) 不畏艰难,秉公执法。

第四节 突发公共卫生事件中的医学伦理

一、突发公共卫生事件的概念及特点

(一)突发公共卫生事件的概念

突发公共卫生事件,是指突然发生、造成或者可能造成社会公众健康严重损害的重大传染病疫情、群体性不明原因疾病、重大食物和职业中毒以及其他严重影响公众健康的事件。

(二)突发公共卫生事件的特点

1. 成因的多样性 许多公共卫生事件与自然灾害有关,比如说地震、水灾、火灾等。公共卫生事件还与事故灾害密切相关,比如环境的污染、生态的破坏、交通的事故等。社会安全事件也是形成公共卫生事件的一个重要原因,如生物恐怖袭击等。另外,还有动物疫情、致病微生物、药品危险、食物中毒、职业危害等。

2. 分布的差异性　在时间分布差异上，不同的季节，传染病的发病率也会不同，比如 SARS 往往发生在冬、春季节，肠道传染病则多发生在夏季。分布差异性还表现在空间分布差异上，传染病的区域分布不一样，像我们国家南方和北方的传染病就不一样，此外还有人群的分布差异等。

3. 传播的广泛性　尤其是当前我们正处在全球化的时代，某一种疾病可以通过现代交通工具跨国的流动，而一旦造成传播，就会成为全球性的传播。另外，传染病一旦具备了三个基本流通环节，即传染源、传播途径以及易感人群，它就可能在毫无国界的情况下广泛传播。

4. 治理的综合性　治理需要四个方面的结合，第一是技术层面和价值层面的结合，我们不但要有一定的先进技术，而且还要有一定的投入；第二是直接的任务和间接的任务相结合，它既是直接的愿望也是间接的社会任务，所以要结合起来；第三是责任部门和其他的部门结合起来；第四是国际和国内结合起来。只有通过综合的治理，才能使公共事件得到很好的治理。另外，在解决治理公共卫生事件时，还要注意解决一些深层次的问题，比如社会体制、机制的问题，工作效能问题以及人群素质的问题，所以要通过综合性的治理来解决公共卫生事件。

5. 种类的多样性　引起公共卫生事件的因素多种多样，比如生物因素、自然灾害、食品药品安全事件、各种事故灾难等。

6. 新发的事件不断产生　比如 1985 年以来，艾滋病的发病率不断增加，严重危害着人们的健康；2003 年，非典疫情引起人们的恐慌；近年来，人禽流感疫情使人们谈禽色变；以及前段时间的人感染猪链球菌病、手足口病等都威胁着人们的健康。

7. 食源性疾病和食物中毒的问题严重　比如 1988 年上海甲肝暴发；1999 年宁夏沙门氏菌污染食物中毒；2001 年苏皖地区肠出血性大肠杆菌食物中毒；2002 年南京毒鼠强中毒品；近年的毒奶粉、毒大米事件等。这些事件都属于食源性疾病和食物中毒引起的卫生事件。

8. 公共卫生事件频发性　这与公共卫生的建设及公共卫生的投入都有关系，公共卫生事业经费投入不足；忽视生态的保护以及有毒有害物质滥用和管理不善，都会使公共卫生事件频繁发生。

9. 危害的复杂性与严重性　重大的卫生事件不但是对人的健康有影响，而且对环境、经济乃至政治都有很大的影响。比如 2003 年的 SARS 尽管患病的人数不是最多，但对我们国家造成的经济损失确实很大。

二、突发公共卫生事件中的伦理与法律责任

(一) 伦理责任

1. 医疗卫生机构应当服从突发事件应急处理指挥部的统一指挥，相互配合协作，集中力量开展相关的科学研究工作。

2. 医疗卫生机构应当对因突发事件致病的人员提供医疗救护和现场救援，对就诊病人必须接诊治疗，并书写详细、完整的病历记录；对需要转送的病人，应当按照规定将病人及其病历记录的复印件转送至接诊的或指定的医疗机构。

3. 医疗卫生机构应当采取卫生防护措施，防止交叉感染和污染。医疗卫生机构应当对传染病病人密切接触者采取医学观察措施，传染病病人密切接触者应当予以配合。医疗机构收治传染病病人、疑似传染病病人，应当依法报告所在地的疾病预防控制机构。接到报告的

疾病预防控制机构应当立即对可能受到危害的人员进行调查，根据需要采取必要的控制措施。

4. 传染病暴发、流行时，医务人员应当组织力量，团结协作，群心群治。协助做好疫情信息收集和报告、人员的分散隔离、公共卫生措施的落实工作，向居民、村民宣传传染病防治的相关知识。

（二）法律责任

国务院制定的《突发公共卫生事件应急条例》第五十条规定：医疗卫生机构有下列行为之一的，由卫生行政主管部门责令改正、通报批评、给予警告；情节严重的，吊销《医疗机构执业许可证》；对主要负责人、负有责任的主管人员和其他直接责任人员依法给予降级或者撤职的纪律处分；造成传染病传播、流行或者对社会公共健康造成其他严重危害后果，构成犯罪的，依法追究刑事责任：①未依照本条例的规定履行报告职责，隐瞒、缓报或者谎报的；②未依照本条例的规定及时采取控制措施的；③未依照本条例的规定履行突发事件监测职责的；④拒绝接诊病人的；⑤拒不服从突发事件应急处理指挥部调度的。

三、突发公共卫生事件中的伦理规范

（一）发扬人道主义精神，恪守职责，加强协作

突发公共卫生事件发生后，医务人员必须将人道主义思想和要求作为自己从事本职工作的起码道德准则，把人民群众的生命安全和身体健康摆在首位，任何背离医务人员的崇高职责，遗弃伤员或厌恶救治行为都是不道德的。恪尽职守，顽强拼搏。同时还要加强与各部门、各单位之间的协作，做到一方有难，八方支援，万众一心，众志成城，团结互助，和衷共济，争取胜利。

（二）树立崇高的职业责任感和科学态度

应对突发公共卫生事件要充分发挥科学技术的作用，不遗余力地加强对监测手段、防治药物、防护设备以及疫苗、病原体的研究，同时要坚持实事求是，以科学的态度对待疫情、确定病原、采取预防措施，制定各种突发公共卫生事件的应急预案，建立健全突发公共卫生事件的预警系统，加强疾病预防控制和卫生监督监测机构的建设，提高检测和科学预测能力，强化公共卫生突发事件的预测预报能力。医务人员要在广大群众中进行防治疾病科学知识的宣传，使广大群众都能以科学的态度对待疾病，以科学的方法提高自我保护能力。

（三）勇于克服困难，具有献身精神

在突发公共卫生事件的应对中，救护工作是在残酷、危险和艰苦的环境里进行的，工作条件和生活条件异常艰苦。在抢救现场每一位医务人员要勇于克服困难，充分发挥自己的专业技能和聪明才智，最大限度地挽救伤员的生命。医务人员在任何情况下，还要敢于担风险、敢于负责任，富有自我牺牲的奉献精神，即使自己安全受到威胁、个体遭受磨难，也不能忘记自己肩负的神圣使命。

第五节　社区卫生服务中的医学伦理

一、社区卫生服务的道德内涵

（一）社区卫生服务的概念

社区卫生服务是以全科医生和基层卫生机构为主体，以人的健康为中心，以家庭为单

位,以社区为范围,以需求为导向,以老年人、妇女、儿童、慢性病患者、残疾人、低收入居民为重点,以解决社区卫生问题、满足基本保健为目的,融预防、医疗、保健、康复、健康教育和计划生育技术服务为一体的有效、经济、方便、综合、连续的卫生服务。

(二)社区卫生服务道德的含义

社区卫生服务道德是指从事社区卫生服务工作人员在社区卫生服务活动中应遵循的行为准则。

二、社区卫生服务的特殊意义

(一)有利于卫生事业适应社会需求

卫生事业的发展有多方面的内容,其中适应社会需求是最重要的一个方面。由于我国人口数量、人口结构的变化以及影响人民健康水平的主要疾病谱的变化,居民人均收入和教育水平的提高,使得人们对卫生服务的需求也发生了很大的变化,人们普遍期望能就近、方便地得到卫生服务。

(二)有利于优化配置卫生资源

我国目前卫生服务的社会需求大部分在基层,即卫生服务的社会需求呈正"三角形"的分布。但是,我国大部分的卫生资源却配置在城市和较大的医疗卫生机构,使卫生资源的配置呈"倒三角形";显然,这是一种不合理的配置状态。开展社区卫生服务,可以引导卫生资源从上层向基层的流动,使卫生资源的配置与需求相对应,变"倒三角形"为正"三角形",改善卫生资源配置的效益。

(三)有利于抑制医药费用的不合理增长

1. 我国目前医药费不合理上涨的重要原因之一是:本应在社区解决的医疗卫生问题,被吸引到了城市上层机构,特别是大医院,使大医院做了许多应是小医院或社区做的事情,技术效率不能充分发挥,同时造成了消费者直接费用和间接费用的增加。

2. 社区卫生服务是卫生费用控制的重要环节,全科医生则是控制医疗费用的守门人。

(四)有利于加强预防战略

目前,我国正处于第一次卫生革命和第二次卫生革命并存的特殊时期。医学模式、疾病谱、死亡谱已经发生了变化,特别值得重视的是慢性非传染性疾病的预防。社区卫生服务的特点表明,全科医生可对所负责的家庭、人群的健康状况完全纳入自己的视野,自始至终地给以监测、管理和及时必要的服务,这是落实预防措施最关键的环节。

(五)是实现"人人享有卫生保健"的基础

世界卫生组织(WHO)指出:21世纪人人健康的总目标是提高卫生的公平性,确保所有人群利用可持续的卫生系统和服务,使所有人获得更长的期望寿命和提高生活质量。因此,开展社区卫生服务,提高人民群众的生活质量,实现人人享有与社会经济发展相适应的保健服务是大势所趋。

(六)是转变医学模式的最佳途径

从生物医学模式转变为生物-心理-社会医学模式,是全球医学发展的大趋势,医生深入社区和家庭,一言一行都脱离不了群众和病人的生理和心理、家庭和社会的各种信息。全科医生不仅需要学习生物医学知识,而且还必须学习心理学、行为科学、社会医学、公共关系学、卫生经济学、医学法学、预防医学、康复医学等知识和技能,使其与医学模式转变相一致。

三、社区卫生服务的特点

(一) 广泛性

社区卫生服务的对象是社区全体居民,包括各类人群,即健康人群、亚健康人群、患病高危人群和患病人群等。重点对象是老年人、妇女、儿童、慢性病病人及残疾人等,不分性别、年龄和病种等。故服务对象、涉及人群相当广泛。

(二) 综合性

针对各类不同的人群,社区卫生服务的内容由预防、保健、医疗、康复、健康教育和计划生育技术服务等综合而成,并涉及生物、心理及社会各个层面,故具有综合性。

(三) 连续性

社区卫生服务始于生命的准备阶段直至生命结束的全过程,覆盖生命的各个周期以及疾病发生、发展的全过程,不分时间、地点和对象;社区卫生服务不因某一健康问题的解决而结束,而是根据生命各周期及疾病各阶段的特点及需求,提供针对性的服务,故具有连续性。

(四) 可及性

社区卫生服务必须从各方面满足服务对象的各种需求,如时间、地点、内容及价格等,从而真正达到促进和维护社区居民健康的目的。

(五) 合作性

社区卫生服务机构与各级医疗保健部门及该社区所在的政府部门,乃至社区内个人、家庭、团体密切合作,提供各种健康服务,如病人的访视、出诊、转诊、健康教育、健康咨询及社区内环境的综合治理等。

四、社区卫生服务的道德规范

(一) 深入社区,对社区居民健康负责

社区医生首先要有立志扎根基层,忠于职守,为社区卫生事业奉献力量的精神。社区医生应面向社区,定期向所负责任区域的居民宣传包括生物、心理、社会等因素在内的卫生防病知识,加强人群的自我保健意识;定期对居民进行健康检查,预防接种,建立社区卫生保健档案;对社区内的常见病、多发病采取积极的防病措施,并及时诊治等。为社区提供全面的、系统的卫生保健服务。

(二) 热情服务,任劳任怨

无论何时何地,无论居民身份如何,社区医生都应以居民健康为重,随时应诊,主动热情地为居民诊治,细心地护理,以便及时得到正确的治疗,及时控制疾病的发展,早日康复。社区医生不仅要承担医疗任务,而且还要承担卫生宣教、健康防疫等任务,工作繁重,所以必须具有任劳任怨的精神。

(三) 严格服务收费,自觉抵制行业不正之风

社区医生的出诊费应严格按照有关规定执行,不得任意提高收费标准。为疑难病人联系转院时,不得以任何理由收取"转院费"、"服务费"或"介绍费"等,更不允许有漫天要价等丧失道德的行为发生。

(四) 加强学习,提高业务水平

社区医生要独当一面地开展工作,既要掌握内、外、妇、儿、传等各科的医学知识和诊疗技能,也要掌握心理、预防、保健等相关学科的知识和有关社会科学知识,才能全方位地为

社区居民服务,成为真正意义上的全科医生。因此,只有不断地学习医学新知识,了解医学新动态、新发展,适应社会和医学的发展,不断地给自己充电,提高自己的业务水平,才能及时、正确地诊断疾病,恰当妥善地处理好社区的防病、治病工作,为社区居民的健康,为医疗卫生事业的发展作出应有的贡献。

(杨石麟)

练 习 题

一、选择题

(一)A1型题

1. WHO对健康的阐释以下哪项除外( )。

    A. 躯体健康   B. 心理健康

    C. 社会适应良好   D. 没有疾病

    E. 道德健康

2. 以下哪项不是现代医学的目的( )。

    A. 预防疾病和损伤、促进和维持健康   B. 解除由疾病引起的疼痛和痛苦

    C. 降低发病率   D. 避免早死,追求安详死亡

    E. 提供人文关怀

3. 健康教育的目的是( )。

    A. 预防疾病   B. 提高生活质量,降低发病率

    C. 帮助建立和选择健康生活方式   D. 维持和改善个体健康

    E. 促进全社会都来关心健康问题

4. 健康促进的核心是( )。

    A. 教育   B. 行为改变

    C. 环境改变   D. 求医

    E. 社会干预

5. 以下不属于促进健康的行为是( )。

    A. 适量运动   B. 饭前便后洗手

    C. 戒烟   D. 开车系安全带

    E. 求神拜佛

6. 亚健康的形成因素不包括( )。

    A. 生物学因素   B. 心理学因素

    C. 疾病影响   D. 社会学因素

    E. 生活方式因素

7. 亚健康的临床表现不包括( )。

    A. 抑郁、焦虑   B. 短时记忆不受影响,长时记忆下降

    C. 食欲不振   D. 失眠或嗜睡

    E. 行为失常

8. 亚健康人的心理社会调节不包括以下哪项( )。

    A. 提高心理素质,消除心理危机   B. 调节不良心态

    C. 培养健康心理   D. 物理疗法

    E. 心理调节法

9. 预防亚健康的措施不正确的是（   ）。

    A. 平静心态、平稳情绪   B. 改变或调整不良生活习惯

    C. 积极治疗疾病   D. 通过有氧代谢运动等增强自身免疫力

    E. 适时缓解过度紧张和压力

10. 不良的饮食习惯属于影响健康的（   ）。

    A. 生物学因素   B. 环境因素

    C. 行为、生活方式因素   D. 卫生服务因素

    E. 文化因素

11. 下列各项中，不属于造成环境危机的原因是（   ）。

    A. 环境污染   B. 自然资源被破坏

    C. 人口的急剧增长   D. 大力植树造林

    E. 噪声

12. 保护环境的两大重要措施是（   ）。

    A. 治理"三废"和植树造林   B. 防止环境污染和保护自然资源

    C. 封山育林和建立自然保护区   D. 减少城市规模和建立自然保护区

    E. 减少温室气体排放和限制噪音

13. 生态健康的模式是（   ）。

    A. 环境—健康   B. 环境—人群

    C. 环境—生物   D. 环境—人群—健康

    E. 环境—生物—健康

14. 在现代社会中，影响人类健康最重要的因素是（   ）。

    A. 生物学因素   B. 卫生服务因素

    C. 行为与生活方式因素   D. 环境因素

    E. 社会经济因素

15. 预防医学是（   ）。

    A. 独立于医学以外的学科   B. 医学的基础学科

    C. 医学的一门应用学科   D. 又综合又独立的学科

    E. 预防系列为主的学科

16. 三级预防中的第一级预防是指（   ）。

    A. 病因预防   B. 疾病潜伏期预防

    C. 疾病前驱期预防   D. 疾病发病后治疗

    E. 疾病临床期治疗

17. 在疾病三级预防中，健康促进的重点是（   ）。

    A. 第一级预防甚至更早   B. 第二级预防

    C. 第三级预防   D. 第二和第三级预防

    E. 第一和第二级预防

18. 预防医学的工作特点不包括（   ）。

    A. 范围的社会性和广泛性

　　B. 效率的紧迫性和时效性

　　C. 过程的长期性和艰巨性

　　D. 效果评价的滞后性和效益影响的深远性

　　E. 时间和地点的随意性

19. 有关重大传染病的概念不包括（　　　）。

　　A. 甲类传染病　　　　　　　　　B. 乙类传染病

　　C. 罕见的或已被消灭的传染病　　D. 新出现传染病的疑似病例

　　E. 临床与原有疾病特征有明显异常的疾病

20. 在突发公共卫生事件的范围中,下列哪项除外（　　　）。

　　A. 重大食物中毒　　　　　　　　B. 重大职业中毒

　　C. 重大传染病疫情　　　　　　　D. 重大非传染病疾病

　　E. 群体性不明原因疾病

21. 突发公共卫生事件应急处理机制不包括（　　　）。

　　A. 统一领导的指挥系统　　　　　B. 反应灵敏的信息系统

　　C. 刚性保障的法律系统　　　　　D. 科学先进的评估系统

　　E. 快速反应的救控系统

22. 严重突发公共卫生事件的最初,最紧迫的任务是（　　　）。

　　A. 搞好紧急情况下的公共卫生管理　　B. 对病员进行及时的诊断和救治

　　C. 寻求合作和援助　　　　　　　D. 稳定群众情绪

　　E. 突发公共卫生事件平息后的工作

23. 不属于突发公共卫生事件的主要特征是（　　　）。

　　A. 突发公共卫生事件的发生一般是难以预测的

　　B. 地点分布各异

　　C. 时间分布各异

　　D. 有后期效应

　　E. 具有绝对性

24. 以下不属于人为事故的是（　　　）。

　　A. 生物恐怖　　　　　　　　　　B. 校园火灾

　　C. 毒气泄漏　　　　　　　　　　D. 瓦斯爆炸

　　E. 流行性感冒

25. 医务人员违反《公共卫生事件应急条例》,造成他人人身损害应承担（　　　）。

　　A. 行政责任　　　　　　　　　　B. 刑事责任

　　C. 民事责任　　　　　　　　　　D. 经济责任

　　E. 技术责任

26. 突发公共卫生事件,不得隐瞒、缓报、谎报或者授意他人隐瞒、缓报、谎报的是（　　　）。

　　A. 任何单位和个人　　　　　　　B. 有关单位

　　C. 事发地政府　　　　　　　　　D. 国家机关

　　E. 医疗机构

27. 突发事件具有以下哪项属性（　　　）。

　　A. 公共卫生　　　　　　　　　　B. 医疗卫生

    C. 社区卫生　　　　　　　　　　　D. 农村卫生

    E. 城镇卫生

28. 下列哪项不是社区卫生服务的特点（　　）。

    A. 广泛性　　　　　　B. 综合性　　　　　　　　　C. 连续性

    D. 可及性　　　　　　E. 效益性

29. 以下哪项不是社区卫生服务的内容（　　）。

    A. 社区医疗　　　　　　　　　　　B. 社区预防保健

    C. 社区治安管理　　　　　　　　　D. 社区健康教育

    E. 社区计划生育服务

30. 社区健康教育的对象是（　　）。

    A. 社区有健康问题的人　　　　　　B. 社区所有居民

    C. 社区健康人群　　　　　　　　　D. 社区年老体弱者

    E. 社区有身心疾病的患者

（二）A2 题型

31. 2011 年 4 月 15 日，湖北省宜昌市万寿桥工商所执法人员接到群众举报，在辖区一座大蔬菜批发市场内，查获两个使用硫黄熏制"毒生姜"的窝点，现场查获"毒生姜"近 1 吨。据工商执法人员介绍，不良商贩将品相不好的生姜用水浸泡后，使用有毒化工原料硫黄进行熏制，熏过的"毒生姜"与正常的生姜相比，看起来更嫩，颜色更黄亮，就像刚采摘的一样。这种行为违反了下列哪项健康道德准则（　　）。

    A. 经济发展与人类健康效益相统一

    B. 局部利益与全局利益相统一

    C. 保护劳动者身体健康与重视劳动成果相统一

    D. 民族利益与人类健康利益相统一

    E. 以上都不是

32. 2008 年 9 月 11 日晚卫生部发布新闻：近期甘肃、江苏等地报告多例婴幼儿泌尿系统结石病例，调查发现与患儿食用三鹿牌婴幼儿配方奶粉有关。国务院对此高度重视并作出重要批示，要求有关部门立即开展组织调查，主动、及时、准确公布事实真相，立即采取停产、召回等措施，确保消费者安全、严肃处理责任人。卫生部会同有关部门成立联合调查组开展深入调查。初步查明，导致多名儿童患泌尿系统结石病的主要原因是患儿服用的奶粉中含有三聚氰胺。三聚氰胺是一种非食用化工原料，按照国家规定，严禁用作食品添加物，卫生部已将事件有关情况向世界卫生组织及有关国家通报。三鹿牌婴幼儿奶粉事件是一起重大的（　　）。

    A. 食品安全事件　　　　　　　　　B. 生产安全事件

    C. 公共卫生事件　　　　　　　　　D. 经济危机事件

    E. 食物中毒事件

（三）B1 型题

（33～34 题共用备选答案）

    A. 任何一种疾病都可以找到形态的或化学的改变

    B. 从生物和社会结合上理解人的疾病和健康

    C. 不仅关心患者的躯体，而且关心患者的心理

D. 实现对人的尊重

E. 对健康、疾病的认识是片面的

33. 生物 - 心理 - 社会医学模式的基本观点是（ ）。

34. 由生物医学模式转变到生物 - 心理 - 社会医学模式，要求临床医生（ ）。

（35～38题共用备选答案）

A. 代际平等原则

B. 主动服务

C. 及时、正确的治疗，防止残疾、防止转移和加速康复

D. 早期发现，早期诊断、早期治疗，防止疾病发展，以保护健康

E. 公平的原则

35. 属于自然环境伦理原则的是（ ）。

36. 属于二级预防的是（ ）。

37. 预防医学工作道德要求的是（ ）。

38. 属于三级预防的是（ ）。

（39～40题共用备选答案）

A. 生物性因素　　　　　　　　　B. 疾病影响因素

C. 以主观感受为主　　　　　　　D. 以客观体征为主

E. 症状可以单一出现，也可以合并或交替出现

39. 亚健康的形成因素不包括（ ）。

40. 亚健康的临床表现是（ ）。

二、思考题

1. 健康教育的任务是什么？

2. 亚健康的表现有哪些？如何走出亚健康？

3. 叙述三级预防的内容。

4. 简述突发公共卫生事件中伦理规范。

5. 社区医疗服务的行为规范包括哪些方面？

三、案例分析

1. 1998年7月2日，某边境村委会主任张某，接到本村卫生室医生林某的报告，说在该村居住的外地人陈某有明显的霍乱症状，并向张某说明了该传染病的危害性，建议及时向上级有关部门报告并采取相应措施。由于陈某是从金三角地带偷越边境来该村的，又是张某的朋友，张某没有同意林某向上级有关部门报告，并指责林某言无根据，不要对外人乱说，否则追究诽谤罪。结果由于陈某的霍乱病导致23名村民被感染，其中4人严重脱水而死亡。

问题：（1）村主任张某应负什么法律责任？

（2）卫生室医生林某应采取怎样的措施？

2. 我国西南某省一家大型化肥集团公司，在技术改造过程中，由于车间水解、解吸装置的两台给料泵发生故障，导致含高浓度氨氮的尿素工艺冷凝液排入沱江的支流毗河，导致该流域严重污染，造成沿岸流域的养殖业鱼虾大量死亡，数百万群众生活饮用水被迫中断，直接经济损失超过2亿多元。据介绍，在2004年2月底3月初，当地区环保局副局长接到并听取了某污水处理厂关于污水中氨氮含量严重超标、下游出现死鱼的报告，对可能发生

的污染事故和监测结果不闻不问，既不认真履行环境监测职责，又不及时向上级报告，积极采取有效措施切断污染源，以至于发生某集团公司继续排污，导致沱江流域发生严重的水污染事故，并造成特大财产损失。

　　问题：(1)上述案例中环保局副局长的行为主要违背了哪些方面的环境道德要求？

　　　　(2)从本案例出发，谈谈环境道德教育和职业修养与执法的重要性。

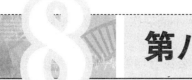

第八章

卫生管理伦理

 学习要点

　　1. 熟悉：卫生政策的伦理价值取向；医疗改革的目标。
　　2. 掌握：医疗改革与制定卫生政策的伦理原则；卫生管理伦理原则；医院管理伦理原则；卫生资源配置的伦理原则。
　　3. 了解：卫生资源配置与使用中的问题。
　　4. 能根据医疗改革伦理原则理解国家卫生政策；能根据卫生管理伦理原则做好医院管理工作；能公正地分配微观医疗资源。

第一节　卫生管理伦理概述

一、卫生政策与医疗改革

（一）医疗改革的意义和目标

　　我国医疗改革的总体目标是：建立覆盖城乡居民的基本医疗卫生制度，为群众提供安全、有效、方便、价廉的医疗卫生服务。

　　深化医疗改革，可以提高医务人员和各级医疗机构的积极性；满足人民群众多样化的健康需求；提高卫生资源的配置效率；有助于社会主义精神文明建设；加快卫生事业的发展。

（二）卫生政策的伦理价值取向

　　在一定的意义上，卫生政策是为医疗改革服务的；而医疗改革又是以改善不适应人民健康需要的卫生政策的方式达到其目的的。

　　卫生政策是一个国家对卫生资源的社会使用进行合理的控制，实现最优化配置，从而使有限的卫生资源发挥其最大的功用，以真正维护人类健康利益的一种战略政策。其出发点和归宿都直接指向人类的健康利益。

　　制定卫生政策的目的主要有：一是尽可能地合理分配已有的卫生资源；二是在应用先进的医疗技术治疗病人时控制其所产生的对社会及经济的影响；三是利用医学知识来推进人类的集体利益或社会理想的实现。在这些目的中，蕴含着卫生政策的伦理价值取向，即为人民健康服务。

（三）医疗改革与制定卫生政策的伦理原则

　　1. 公益原则　公益性是我国卫生事业的本质属性，即医疗改革与卫生政策的制定要立足社会公众利益和人类的长远利益；卫生资源的分配要使大多数人受益；正确处理公共卫生建设和医疗服务的关系,重视预防保健工作;区分并适应不同层次人民的健康需求,分类指导,提高全体人民的健康水平。

2. 公正原则　尽快建立公平的医疗保障制度,使每个公民有均等的机会获得国家分配的卫生资源;改变以往卫生资源分布不均与不合理的状况,把卫生资源配置的重点转向农村和最广大人民群众的基本医疗卫生保障;重视每一个公民的健康权利,营造一视同仁、人人享有平等医疗权的社会就医氛围。

3. 效用原则　在进行医疗改革和制定卫生政策时,应以社会效益为目标,这一社会效益是指人民群众的根本健康利益。只有确实能使人民群众受益、能使病人生命质量和价值提高的医疗改革和卫生政策才是符合效用原则的。

二、卫生管理的伦理原则

(一)卫生管理的主要任务和内容

卫生管理任务目标是制定卫生工作的路线、方针和政策,明确卫生工作的目标;建立和完善卫生服务和管理体制,促进医疗卫生事业的发展;健全各项规章制度,规范卫生工作;合理分配卫生资源,提高卫生服务的质量和效能;加强组织机构和队伍建设,提高医务人员的积极性和创造性。

卫生管理的内容包括卫生计划管理、卫生行政管理和卫生业务管理。

(二)卫生管理的伦理原则

1. 医患利益兼顾,患者利益居先　卫生管理中应统筹考虑医患双方的利益,既要帮助医务人员树立"病人至上"的服务意识,真正体现一切为了病人的管理理念;又要提倡"以人为本"的管理意识,调动医务人员工作的积极性与创造性。卫生管理就是要达到医患利益的平衡和协调。当然,有时医患利益可能会发生冲突。此时,卫生管理应将病人的利益置于优先考虑的地位。

2. 经济效益和社会效益兼顾,社会效益居先　不以盈利为目的,注重社会效益也是卫生管理的重要目标。兼顾并处理好这两者之间的关系,是衡量卫生管理工作成效的重要标准之一。一般情况下,经济效益与社会效益彼此联系并相互渗透;但有时候二者间可能会发生矛盾并相互冲突,优先考虑社会效益是合乎伦理的选择。

3. 公平与效率并重,效率居先　公平包含了机会公平和分配公平。机会公平指的是每位公民都享有医疗的权利及机会;分配公平则指以需求为导向进行卫生资源的合理分配。而机会与分配公平的目的是追求更高的效率,就是使病人、医疗单位及社会的利益均衡与协调地发展。当这三者的利益均衡可持续发展时才能实现更大程度的公平。

4. 治疗和预防结合,预防居先　"预防为主,防治结合"一直以来是我国卫生工作的方针,也是卫生管理的基本原则。以预防为先导,控制和消灭可能致病的因素,就可以在根本上减少疾病的发生,提高人民的健康水平。治疗可以在较短的时间内减轻病人的痛苦,提高人的生命质量和价值,是目前卫生工作的重要任务。

5. 数量和质量并重,质量居先　卫生管理应树立"质量第一"的观念,加强质量教育,完善质控指标,健全质控机制,使得质量管理标准化、数据化、程序化和科学化。

三、医院管理中的伦理原则

(一)医院管理的伦理意义与作用

1. 提高医院管理工作质量　医院管理伦理规定了医院政策的制定、机构设置、人事安排、资金投入、医疗技术应用与开发等都必须以人民健康利益为目标。医院管理者只有遵循良好的管理伦理要求,只有在此目标前提下的医院管理,才可能实现医院管理的最优化,也才可能提高医院管理的质量与水平。

2．协调医疗人际关系　在医院管理中,通过医学伦理教育形成医务人员正确的伦理观念,进而在伦理规范调整下,实现人际关系的和谐与协调。

3．调动医务人员工作的积极性和主动性　在医院管理中,只有强化对人的伦理教育,提升医务人员的伦理素质,才能调动其工作的积极性和主动性,进而提高工作效率,满足人民群众的健康需要。

(二) 医院管理的伦理原则

1．重视以德治院,树立文明形象　医院的宗旨就是始终将人民群众的健康利益置于首位。因而医院管理中,必须坚持以德治院的伦理原则,坚持医院的伦理化管理,即用伦理原则、规范规约医院的管理行为,并将建立伦理型医院作为医院管理的目标。

2．统筹两个效益,强化服务意识　医院管理必须把社会效益放到首位。同时,医院的运作需要经济成本,合理的经济效益是保障医院正常运营的必要条件。统筹兼顾这两者的利益,成为医院管理的重要任务和目标。

3．坚持依法管理,严格奖惩制度　在医院管理中,既要依法管理,又要建立起积极能动的激励机制,严格奖惩制度,不断提高医务人员的法律素质和伦理素质。

4．协调各种关系,均衡多方利益　在医院管理中,应注意协调医院全局与各部门之间的关系,处理好预防与治疗、病人与社会、医疗与科研等关系,进而维护病人、社会、医务人员、医院等多方远期和近期的利益。

5．实行民主决策,注重内部监督　建立有效的内部监督机制,发挥医院职工代表大会的作用,加强对领导干部、医院管理人员及管理工作的监督和评议。同时,增强全体医务人员的主人翁责任意识,真正实行民主管理和科学管理。

第二节　卫生资源配置和使用中的伦理

一、卫生资源配置的含义

卫生资源是在一定社会经济条件下,国家、社会和个人对卫生部门综合投资的客观指标。一个国家或地区拥有的卫生机构、床位数、医务人员、卫生经费及其占国民总产值的百分比,是衡量该国家或地区经济实力、文化水平及卫生现状的重要指标。

卫生资源配置是指政府或市场如何使卫生资源公平且有效率地在不同的领域、地区、部门、项目、人群中分配,从而实现卫生资源的社会效益和经济效益最大化。卫生资源的配置有两种类型:宏观配置和微观配置。

二、卫生资源配置过程中的问题

(一) 卫生经费投入总量增加,政府卫生投入相对不足

卫生总费用是指一个国家在一定时期内全社会卫生资源消耗的货币表现。我国有 13 亿人口,占世界人口的 22%,但卫生总费用仅占到世界卫生总费用的 3%。

（二）城乡结构不合理，卫生资源分布不均衡

我国卫生资源的70%分布在城市，其中高新技术及优秀卫生人才等优质资源集中在大城市的大型医疗机构，而城市人口仅占到全国人口的30%。一些大医院过度发展，而农村和城市社区等基层医疗卫生机构不仅设备和条件差，而且普遍缺乏合格的全科医师。

（三）卫生资源利用效率较低，浪费严重

我国卫生资源的不合理配置，使得人人享有基本医疗保健服务的目标受到阻碍，部分社会成员过度消费有限的卫生资源，而大量的人群特别是农村人口得不到基本的卫生保健服务；有限的卫生资源浪费严重，利用率低下。

三、卫生资源分配的伦理原则

（一）公正原则

所谓公正就是要公平地分配和使用卫生资源，给予每个人平等享有卫生资源的权利。在卫生资源分配方面，对有相同医疗需要的病人要相同对待，对有不同需要的病人要区别对待。政府对宏观医疗资源分配时应充分研究我国卫生经济实力及人民健康的需求，公正合理地将有限的卫生资源分配于各种公益卫生事业。

（二）公益原则

公益就是使卫生资源的分配更加合理，更符合大多数人的健康利益。坚持从社会和人类利益出发，公正合理地配置卫生资源和公正合理地解决医疗实践中出现的各种利益矛盾。将当代人及后代的健康利益、社会及医学科学的发展利益有机地结合起来，提高整个社会的医疗卫生水平。设法满足农村、边远地区和经济贫困地区弱势人群的基本卫生保健需求；对社会某些特殊人群，如妇女、儿童、老人及某些传染病病人给予特殊照顾；坚持以患群公益为出发点，兼顾到医群公益、科研公益及社会公益；对后代负责，从人类的长远利益考虑卫生资源的分配与使用。

（三）可及原则

可及是指根据经济发展水平和卫生资源状况，制定分阶段的卫生资源配置具体目标和方案，扩大卫生资源的覆盖面，逐步实现所有人都享有应该享有的基本卫生资源。我国在现有条件下应确保：一是加大政府调控力度，依据卫生服务需求和卫生资源利用状况，变革卫生支出投放方向，有效分配卫生资源；让大医院参与竞争，提高资源使用效率；对承担基层卫生服务的小医院给予适当补贴；卫生支出的投放应由城市和大医院转向农村和基层卫生组织，重点支持乡村两级卫生机构。二是调整卫生机构的结构，加强现有资源的综合利用，提高使用效率。

（四）前瞻原则

卫生资源分配和使用中的一些重大决策，必须考虑到卫生事业的长远发展和社会贡献。要正确处理眼前利益和长远利益、近期目标和长远目标的关系。

（五）整体原则

坚持最有效地、最合理地利用卫生资源。一是正确处理社会效益、环境效益与经济效益的关系。二是要正确处理卫生经费与人力资源分配的关系。

（六）人道原则

人道主义是医疗卫生事业的基本精神。卫生资源配置中的人道精神主要体现在两个方面：一是从生理、心理及社会三个方面关怀病人的角度进行资源的配置；二是从关心全体社

100

会成员的健康角度进行资源的配置。

（高玉萍）

练 习 题

一、选择题

（一）A1 型题

1. 下列说法中,不符合微观卫生资源分配原则的是（　　）。
    A. 在分配稀有卫生资源时,要首先考虑医学标准,然后再根据社会价值原则进行分配
    B. 根据病人的社会地位分配卫生资源
    C. 坚持基本权利人人平等
    D. 体现形式公正和内容公正

2. 人人享有卫生保健不包含（　　）。
    A. 同样的人给予同样的医疗照顾　　　　B. 合理差等分配医疗卫生资源
    C. 不同的病人给予不同的医疗服务　　　D. 人人享有平均的医疗保健权

3. 我国医疗改革的总体目标是（　　）。
    A. 建立覆盖城乡居民的基本医疗卫生制度
    B. 建立科学的医疗卫生管理体制
    C. 形成多元办医格局
    D. 形成比较规范的药品供应保障体系

4. 卫生资源分配最基本的伦理原则是（　　）。
    A. 公平原则　　　　　　　　　　　　B. 公益原则
    C. 可及原则　　　　　　　　　　　　D. 人道原则

5. 微观卫生资源分配中必须坚持的两个伦理原则是（　　）。
    A. 社会效益和经济效益　　　　　　　B. 公平和公开
    C. 公正和效用　　　　　　　　　　　D. 公益和廉洁

6. 宏观卫生资源分配要体现（　　）。
    A. 社会效益　　　　　　　　　　　　B. 社会公正
    C. 社会目标　　　　　　　　　　　　D. 社会价值

7. 我国卫生资源配置不合理表现在（　　）。
    A. 卫生资源分布不均　　　　　　　　B. 卫生经费总量增加
    C. 卫生资源利用率较高　　　　　　　D. 卫生目标过高

8. 我国医疗卫生事业的本质属性是（　　）。
    A. 公正性　　　　　　　　　　　　　B. 合理性
    C. 公益性　　　　　　　　　　　　　D. 科学性

9. 不是卫生管理伦理原则的是（　　）。
    A. 医患利益兼顾,患者利益居先　　　B. 公平效率并重,效率居先
    C. 治疗预防结合,治疗居先　　　　　D. 数量质量并重,质量居先

10. 医院管理的伦理意义不包括（　　）。
    A. 提高医院管理质量　　　　　　　　B. 协调医疗人际关系

C. 调动医务人员工作的积极性　　　　D. 帮助医院推脱责任

11. 2020年我国医疗改革要实现的目标是（　　　）。

　　A. 人人享有基本医疗卫生服务　　　　B. 提高人民健康水平

　　C. 健全药品供应保障体系　　　　　　D. 建立重、特大疾病防控机制

12. 卫生政策制定的伦理原则不包括（　　　）。

　　A. 公益原则　　　　　　　　　　　　B. 公正原则

　　C. 病人利益第一　　　　　　　　　　D. 效用原则

13. 医疗改革伦理原则中的效用原则是指（　　　）。

　　A. 以病人利益为目标　　　　　　　　B. 以社会效益为目标

　　C. 以医院效益为目标　　　　　　　　D. 强调经济效益

14. 宏观卫生资源配置的主体是（　　　）。

　　A. 医生　　　　　　B. 医院　　　　　　C. 政府　　　　　　D. 家属

15. 建立覆盖城乡居民的基本医疗卫生制度，为群众提供的医疗卫生服务要满足下列特点，（　　　）除外。

　　A. 安全　　　　　　B. 有效　　　　　　C. 准确　　　　　　D. 价廉

16. 对卫生资源配置公正原则理解不正确的是（　　　）。

　　A. 公平地分配和使用卫生资源

　　B. 给予每个人平等享有卫生资源的权利

　　C. 医疗资源的分配应使大多数人受益

　　D. 人人享有平均的医疗资源

（二）A2 型题

17. 某医院急诊科收治 1 名严重损伤伴休克的病人，由于突发急病，路人相送，该患者身份不明、无家属陪伴。此时，医务人员应该如何处置？（　　　）。

　　A. 找到家属，获取其同意后再行抢救

　　B. 先查明损伤原因，之后抢救

　　C. 等有人交了押金再行抢救

　　D. 仔细分析病情，同时争分夺秒地进行抢救

18. 某老年病人身患肺癌晚期，生命垂危，家属明确要求不惜一切代价进行抢救，医务人员应该采取哪种行为？（　　　）。

　　A. 尊重家属意见，不惜一切代价抢救

　　B. 放弃治疗

　　C. 一面抢救，一面将病人情况告知家属，争取家属同意调整抢救方案

　　D. 实施安乐死

19. 某病人，男，35 岁，工人。3 年前因电击心搏骤停，经抢救心脏复苏成功，但遗留肾功能不全，需行血液透析维持生命。2 年透析费用是 7 万元，欠医院 5 万元。其所在单位面临破产，无力支付。病人仍需每周 2 次透析。医院通知病人家属，先交费后透析，开始家属尚能交费，后无力支持，但仍要求治疗。此情况下医生该如何做？（　　　）。

　　A. 不予透析

　　B. 给予透析，不用交费

　　C. 给予透析，同时与家属商量妥善解决费用，如谋求社会救助

D. 劝病人放弃治疗

20. 孕妇李某，妊娠 38 周顺产 1 男婴。新生儿全身青紫，经医生常规处理后仍无自主呼吸，发绀加剧，生命垂危。气管插管，接呼吸机，十几分钟后发绀缓解，肤色转红，但撤去呼吸机后发生严重发绀。如此反复 11 次，共计 3 个小时。医生诊断，男婴患有先天性中枢神经发育障碍，合并先天性心脏病或肺部发育不成熟，抢救希望渺茫，即使抢救成功也会留下后遗症。故建议撤掉呼吸机，停止抢救。家属反对，要求积极治疗。此情况下医生该如何做？（　　）。

　　A. 力劝患儿父母同意撤掉呼吸机，并停止抢救。若得不到家属的同意，尊重患儿父母的选择

　　B. 撤掉呼吸机，停止抢救

　　C. 尊重患儿父母的选择，全力抢救

　　D. 不撤呼吸机，停止其他治疗

二、思考题

1. 你认为在制定卫生政策时，应如何处理社会所有成员与部分成员健康利益的关系？为什么？

2. 试述我国卫生政策的伦理价值取向是什么。为什么？

3. 简述卫生资源配置应坚持的伦理原则。面对稀有医疗资源（如器官移植时），如何分配才更加公正？

三、案例分析

1. 江苏省南通市某夫妇发现 8 岁的儿子突然丧失意识，肢体抽搐达半小时之久，立即将儿子送往当地的卫生院就诊。医生检查后诊断为"癫痫发作持续状态"，经过紧急救治，孩子抽搐停止，但仍未清醒。因卫生院医疗条件有限，医生建议这对夫妇将孩子送到上级医院做进一步检查。夫妇接受了建议，将孩子转往上级医院。但是在转院途中，卫生院没有安排医护人员护送，孩子在转院途中因疾病加重突然死亡。你认为卫生院对患儿的死亡负有责任吗？为什么？

2. 某市二甲医院召开院务会议，发现缺乏竞争力，特别是缺乏大型检查设备是近年来医院效益上不去的主要原因，决定向主管部门申请购买 800 万元核磁共振设备 1 台。主管局长深知本市大型医疗设备已超出实际需要，但考虑该院的经济效益问题，批准购买。该院在购回设备后，大力宣传且规定给予开单医生 10% 的提成。一年后，医院收回设备成本，年总体经济收入上升了 20%。请对此事件进行伦理分析。

第九章

医学科研伦理

学习要点

1. 熟悉：尸体解剖的伦理要求；人体实验的类型；医学科研的伦理意义。
2. 掌握：医学科研基本伦理原则；人体实验的伦理原则。
3. 了解：医学科研的特点；动物实验的伦理要求。
4. 能正确选择医学科研的实验对象；能依据医学科研伦理开展医学科研活动；动物实验中能注意善待动物；能遵守尸体解剖伦理规范。

第一节　医学科研伦理概述

一、医学科研的特点

1. 研究对象的特殊性　医学科研的对象是以活生生的个体方式存在的人，每个人的生命都只有一次；人是与社会紧密联系的具有生理、心理属性的个体。医学科研过程一定要关注这些特点。

2. 研究过程的复杂性　每个个体的生命过程及其健康与疾病情况都是极其复杂的，会受到许多不确定因素的影响。在医学科研目的及方式的选择上、在科研设计的可控及不可控因素的确定上、在对科研过程风险的规避上、在对科研对象的生理与心理等方面的测定及定性与定量分析上、在对科研结果的验证与探究等方面都具有较大的难度和不可预测性。

3. 研究成果的两重性　任何一项医学科研成果，对人类都具有正反两个方面的意义，或造福人类或危害人类。控制危害人类的医学科研成为医学发展的必然要求。

二、医学科研中的基本伦理原则

1. 动机纯正，造福人类　造福人类是医学科研伦理的根本原则，是医学科学赖以发展和进步的永恒动力。医学科研的根本目的是探索防治疾病的规律及方法，维护并增进人类的健康。医学科研的动机只能是为了揭示生命的运动及其规律，探索健康的本质及疾病发生、发展与相互转化的规律，找寻保障人类健康、战胜疾病的有效方法和途径。

2. 尊重科学，实事求是　医学科研人员要以严肃的科学态度，严谨的科学作风，严格的科学要求，严密的科学方法，探索、研究、追求医学科学的本来面目，反映客观事物的本质和内涵。实事求是要求医学科研人员在科研选题、研究过程、结果分析上都要尊重客观事实。

3. 团结协作，尊重他人　团结协作的前提是尊重他人，包括尊重前人及其科学劳动，尊重当代的同行及其科学劳动。具体要求：协作者之间以平等的态度对待彼此，相互尊重；协作者之间相互支持，互通医学科研情报；协作者之间信守诺言，遵守协议；协作者之间公正分享科研成果。

4. 勇攀高峰，献身医学　献身医学要求医学科研人员全身心投入医学科研事业，潜心研究，孜孜不倦；在研究中吃苦耐劳，百折不挠，勇往直前地克服一切困难；不计较个人得失，始终不渝地坚持真理；善于学习，敢于质疑，勇于创新。

第二节　人体实验与尸体解剖

一、人体实验伦理

（一）人体实验概述

1. 人体实验的概念　人体实验的概念有广义和狭义之分：广义的人体实验包括所有以人为研究对象的科学研究；狭义的人体实验是指以人为受试对象，以发展医学和生命科学为目的，以精心设计的实验方案为指导，有计划、有控制地进行研究的科学实践活动。

2. 人体实验的类型　从医学的角度，人体实验通常分为两种类型：非治疗性人体实验和治疗性人体实验。非治疗性人体实验主要用于医学研究；目的在于积累医学知识，完善医学理论，探索医学规律。治疗性人体实验主要用于治疗疾病；目的在于应用医学理论知识治病救人。

从实验的场所、目的及方法的角度，人体实验可分为四种类型：

（1）自然实验：是指在自然现象发生过程中进行的人体实验。

（2）志愿实验：是指受试者在一定的社会目的、健康目的或经济目的的支配下，自愿参加的人体实验。

（3）强迫实验：是指实验者利用一定的政治、军事或组织的强大压力，强迫受试者参加的人体实验。

（4）欺骗实验：是指利用受试者的某种需要或欲望，编造谎言，进而诱惑或欺骗受试者所进行的人体实验。

后两类实验严重违背医学科研伦理，是禁止进行的人体实验。

（二）人体实验的价值

1. 人体实验是医学存在和发展的必要条件　医学的发展始终没能离开过人体实验。首先，人体实验伴随医学而产生。其次，近现代医学的快速发展是建立在近现代以人体为实验对象的大量的物理、化学、生物学技术在医学领域的应用基础之上的。

2. 人体实验是医学科研成果转化为临床医学实践的重要环节　在医学研究中，人体实验是医学新技术、新药物在基础理论研究和动物实验之后，常规临床应用之前的中间研究环节。

（三）人体实验的伦理原则

1. 维护受试者利益的原则　人体实验必须以维护受试者利益为前提，始终将受试者的利益置于优先考虑的地位，这是人体实验的核心性伦理准则。

2. 医学目的性原则　人体实验必须与医学目的相一致，即以探求病因、发病机制及其演变规律，寻找更有效的维护健康、防治疾病的措施与方法为目的。人体实验只能着眼于提高疾病的诊断、治疗和预防方法,促进医学科学的发展,进而有利于病人的健康利益,有利于改善人类生存的环境,有利于人类健康水平的提高。这是人体实验的最高宗旨和根本原则。

3. 知情同意原则 任何人体实验都必须取得受试者的知情同意。这是人体实验进行的前提条件。

4. 科学性原则 人体实验是科学实验,实验设计、过程、评价等必须符合普遍认可的科学原理。

5. 实验对照原则 为了使人体实验取得准确的数据并得出可靠的结论,必须采取对照实验的方法。安慰剂和盲法的使用是人体实验常见的对照方法。

6. 伦理审查原则 在人体实验进行之前,伦理委员会应根据人体实验的其他原则审查该实验的目的、计划、步骤、现实意义、受试者情况、安全保护措施等,对符合上述原则的实验项目予以批准;对违背这些原则的项目则不予批准;对实验项目涉及的问题应该指出或指导,并且伦理委员会应监督整个人体实验的过程,确保实验合乎伦理。

(四) 人体实验现实伦理问题析要

1. 受试者选择的伦理问题 受试者的选择在程序及结果上都应该是公平的。包括:第一,受试者的纳入和排除必须是公平的。根据明确的医学标准选择受试者。脆弱人群做受试者时,要特别保护他们的利益。第二,受试者参与研究有权得到公平的回报。包括分享研究的实际成果,如病情得到预防、诊断或治疗;得到合理的利益回报。

2. 盲法和安慰剂使用的伦理问题 盲法是医学科研中为避免受试者和实验者的干扰而采取的一种实验方法。盲法有单盲、双盲和三盲。人体实验中,盲法和安慰剂是必不可少的手段。

使用盲法时必须告知受试者有关实验的目的、方法、得益、风险等相关内容,且明确告知受试者将使用盲法及盲法的具体内容。在取得受试者同意的情况下,方可进行盲法。盲法与知情同意并不矛盾。

安慰剂的对照实验严格限制在不损害受试者利益的范围内,即用于病情较为稳定、在相当时间内不会发生危险、不延误治疗时机及不至于带来不良后果的病人身上。因而安慰剂的使用也是符合伦理道德的。

3. 动物实验的伦理问题 为避免人体实验给受试者带来的风险,动物实验成为医学科研中必不可少的重要手段和环节。由于动物仅为实验的手段,而不是实验的目的,造成动物实验中对实验动物生命权利的关注远低于对科研设备、信息和试剂的重视程度。所以要格外重视动物福利问题。

二、尸体解剖伦理

(一) 尸体解剖的类型

1. 普通解剖 主要是为教学研究而进行的尸体解剖,由医学院校师生进行解剖。

2. 法医解剖 主要是为司法服务而进行的尸体解剖,由法医进行解剖。

3. 病理解剖 主要是为查明死因或研究病人死亡后各种疾病的病理变化,由病理室或科研机构工作人员进行解剖。

(二) 尸体解剖的伦理原则

1. 目的明确,理由正当 只有出于医学需要、教学需要及司法需要的尸体解剖,方可获得伦理学辩护。也只有为发展医学科学、培养医学人才、进行器官移植、查明死亡原因目的的尸体解剖,解剖理由才是正当的。

2. 知情同意,手续合法 尸体解剖应充分尊重死者的生前意愿和家属意愿,维护死者的尸体权,并经过有关部门批准方可进行。尸体解剖必须在指定的场所进行,或在解剖实验室、或在法医科、或在病理科。

3. 态度庄重,尊重尸体 尸体解剖时态度要庄重、严肃,切不可嬉笑、打闹,甚至拿尸体器官逗乐。

4. 严格操作规程,珍惜爱护尸体 在解剖尸体时一定要严格操作规程,爱惜尸体;尸解结束后要缝好洗净,尽可能恢复原貌或妥善处理尸体及其器官。

(高玉萍)

练 习 题

一、选择题

(一)A1 型题

1. 在人体实验中,以犯人为受试者,认识正确的是(　　)。

　　A. 在任何情况下,都不允许以犯人作为受试者

　　B. 一般情况下,不允许用犯人做实验,即使使用了犯人做受试者,必须首先考虑是否具备受试者的条件

　　C. 只要犯人签字同意,以犯人为受试者就可以得到伦理辩护

　　D. 犯人是犯了罪的人,让其做受试者,可以给他一个为社会作贡献的机会

2. 下列关于人体实验的观点,正确的是(　　)。

　　A. 只要医学研究需要即可进行

　　B. 只要经过动物实验后就可进行

　　C. 在上报严谨、完整的课题报告,并经专家向上级主管部门按规定程序审批后方可进行

　　D. 研究者将有关信息向伦理委员会提供以供审查,如果来不及报告,可以补审

3. 在临床医学研究之前,必须把研究方案提交到(　　)部门审查。

　　A. 医院党委　　　　　　　　　　　　B. 科研处

　　C. 科研评定委员会　　　　　　　　　D. 伦理委员会

4. 在临床研究中,对待受试者的正确做法是(　　)。

　　A. 对受试者的负担不可过分强调

　　B. 对受试者的收益要放在首位考虑

　　C. 对受试者的负担和受益要公平分配

　　D. 对参加实验的弱势人群的权益可以不必太多考虑

5. 下列描述中,不符合医学科研伦理原则的是(　　)。

　　A. 为找到某疾病的发病原因而进行的研究

　　B. 为维护和增进人类健康而进行医学科研

　　C. 为使科研结果与预期成果相符,只保留有用的数据而略去有可能对科研结果产生怀疑的数据

　　D. 为使某药厂取得经济效益而进行的经过上级批准的新药研发

6. 医学科研中尊重他人劳动的实质就是要（　　）。

    A. 实事求是地对待文章的署名

    B. 尊重前人和他人的研究成果

    C. 正确对待科研成果的评价

    D. 正确认识自己的科研成果与他人劳动的内在关系

7. 下列哪条不是尸体解剖的伦理原则（　　）。

    A. 理由正当，目的明确　　　　　　B. 维护受试者利益

    C. 尊重正当意愿，手续完备　　　　D. 严格操作规程，珍惜爱护尸体

8. 世界上第一个有关人体实验的国际准则是（　　）。

    A. 赫尔辛基宣言　　　　　　　　　B. 日内瓦协议

    C. 纽伦堡法典　　　　　　　　　　D. 东京宣言

9. 不道德的人体实验是（　　）。

    A. 天然实验　　　　　　　　　　　B. 自体实验

    C. 强迫实验　　　　　　　　　　　D. 自愿实验

10. 医学科研的根本目的是（　　）。

    A. 揭示生命活动的本质和规律　　　B. 认识疾病发生发展过程

    C. 寻找诊治疾病的有效途径　　　　D. 维护和增进人类健康，造福人类

11. 人体实验必须坚持（　　）。

    A. 受试者的疾病获得治疗　　　　　B. 受试者知情同意

    C. 受试者获得经济利益　　　　　　D. 受试者绝对安全

12. 人体实验必须立即终止的是（　　）。

    A. 没有使用对照组　　　　　　　　B. 出现了与预期不符的结果

    C. 出现了严重危害受试者的现象　　D. 发现受试者有获利期望

13. 医学科研的根本原则是（　　）。

    A. 献身医学　　　　　　　　　　　B. 造福人类

    C. 实事求是　　　　　　　　　　　D. 追求科学

14. 在人体实验中合乎伦理的是（　　）。

    A. 患者作为受试者时，退出实验不应影响其治疗

    B. 应告知受试者实验的分组情况

    C. 应对可预见的不良反应进行赔偿

    D. 受试者无行为能力时，无需取得知情同意

15. 在人体实验中应坚持的最基本的道德原则是（　　）。

    A. 实验对照与双盲原则　　　　　　B. 以维护民族和国家利益为重

    C. 以维护受试者利益为前提和出发点　D. 始终把医学科学的发展放在第一位

16. 如果预见到人体实验有可能对受试者造成较严重的伤害，那么采取的正当措施应该是（　　）。

    A. 分辨是精神伤害还是身体伤害，如果是精神伤害，可以在加强监护的基础上继续进行

    B. 请专家论证，如果确信造成较严重伤害的概率小于50%，可以谨慎地进行

    C. 在证实放弃实验经济损失不大的情况下，可以放弃实验

D. 不再考虑其他任何情况,立即停止实验

17. 关于人体实验的程序,下列说法正确的是( )。

   A. 必须先经毒副作用实验和动物实验

   B. 对于国家重大攻关项目,可以不经动物实验,直接进行人体实验

   C. 在前沿和基础性研究中,实验设计、过程与评价不必遵循普遍认可的科学原理

   D. 在临床实验性治疗中,为便于实验的进行,可以适当地隐瞒真相

18. 以下对安慰剂使用认识正确的是( )。

   A. 使用安慰剂是对患者的欺骗

   B. 安慰剂对照应严格限制在不损害患者利益的范围内

   C. 安慰剂可以使用,但必须事先将其成分与作用告知服用者

   D. 安慰剂的使用与知情同意原则相违背

19. 对待尸体解剖的正确态度应该是( )。

   A. 身体发肤受之父母,不得毁伤

   B. 尸体不再具有任何道德意义,可以任意切割与处置

   C. 尸体解剖应该贯彻知情同意原则、办理必要的手续

   D. 尸体解剖者在买断尸体所有权的前提下,可以任意处置

20. 人体实验的目的应该是( )。

   A. 通过促进医学科学的发展而改善人类环境、造福人类

   B. 服务于战争与时局

   C. 满足个人的研究兴趣

   D. 服务于所在医院或研究所发展的需要

21. 以下说法符合人体实验知情同意原则的是( )。

   A. 将实验目的、预期效果、可能出现的后果及危险等告诉受试者

   B. 明确告诉受试者服用的是否是安慰剂

   C. 当受试者不满18周岁时,可以不遵循知情同意原则

   D. 隐瞒动物实验的不良后果

22. 以下对人体实验的意义,认识错误的是( )。

   A. 人体实验是医学研究者提高学术地位和学术影响的重要手段

   B. 人体实验是基础医学研究和发展的重要手段

   C. 人体实验是临床医学进步与发展的重要手段

   D. 人体实验是动物实验之后,常规临床应用之前不可缺少的环节

23. 当受试者要求中途退出实验时,合乎伦理的做法是( )。

   A. 无条件地同意受试者退出

   B. 在造成重大经济损失的情况下不允许退出

   C. 在妨碍研究进程的情况下不允许退出

   D. 在还未取得主要研究数据资料的情况下不允许退出

(二)A2 型题

24. 某儿科病人,女,10 岁。因呼吸道化脓性感染入住儿科病房,当时高热 39.2℃。经静脉点滴青霉素后,次日体温下降,第三天体温正常。该科某研究生为完成研究课题,在取得该病儿同意后,以其为受试者做神经系统电生理检查(无创性)实验。次日,家属发现病

儿头顶部有 3 个圆形丘疹红斑后,遂询问情况。在了解实情后对医院提出抗议。请问研究生的行为违背了哪项人体实验的伦理原则?(　　)

    A. 知情同意原则　　　　　　　　B. 科学性原则

    C. 医学目的性原则　　　　　　　D. 实事求是原则

25. 纽约斯特登岛的州立柳溪医院是一家专门收治弱智儿童的医院。1956 年该院的研究所开发传染性肝炎疫苗。为得到受试者,该医院要求前来就医的弱智儿童家长同意将孩子送至研究所参加实验,否则得等两年才可入院治疗弱智。一些家长在无奈之下,只得同意医院的要求。在此过程中,这些孩子先被喂食人类粪便的粗提取物,后又被喂纯病毒。最终该研究所研制成功肝炎疫苗,而参加实验的孩子有 85% 患上了肝炎。你认为该案例属于哪种人体试验?(　　)

    A. 治疗性实验　　　　　　　　　B. 志愿实验

    C. 强迫实验　　　　　　　　　　D. 自然实验

26. 某医药研究所研制了一种通过对机体免疫功能的调节作用而抑制肿瘤成长的新药。完成动物实验后,需要进行临床观察,根据临床药物的观察原则,选择观察对象的标准之一是确诊为实体肿瘤并停用抗肿瘤治疗 3 个月的病人。该研究所找到了这类病人,并在取得病人知情同意后进行实验。请问,这种临床实验违反了人体实验的哪项伦理原则?(　　)

    A. 医学目的性原则　　　　　　　B. 维护受试者利益原则

    C. 科学性原则　　　　　　　　　D. 知情同意原则

27. 在第二次世界大战期间,731 部队强行用战俘、妇女、儿童做医学实验。对这些行为的评价符合伦理的是(　　)。

    A. 该研究目的是为了增进医学对人体的了解

    B. 该研究当时是战争的特殊需要

    C. 虽然该研究违背了科研伦理,但确实为医学积累了经验

    D. 该行为严重背离了医学科研的根本目的

28. 某科研小组,对中、重度哮喘病人进行速尿雾化吸入治疗单盲人体实验。科研人员将自愿参加实验的受试者随机分为治疗组和对照组,并且在实验前所有受试者停用平喘药一天,除明显低氧血症患者给予 30% 氧气吸入外,均不加其他药物。治疗组给不同浓度速尿生理盐水溶液雾化吸入 20 分钟,对照组仅给生理盐水雾化吸入,观察 4 小时。结果治疗组 85% 的受试者有效;对照组除 1 例无变化外,82% 的受试者肺功能较前恶化。请问该实验违背了医学科研哪条伦理原则?(　　)

    A. 实验对照原则　　　　　　　　B. 维护受试者利益原则

    C. 医学目的性原则　　　　　　　D. 科学性原则

29. 某国科研小组从 199 名妇女体内提取了 2221 颗卵子,对其中 66 名妇女支付每人 30 万~150 万韩元的酬金。虽预知过度排卵会引起卵巢肿胀等后遗症,但研究人员并未向捐卵妇女解释取卵后的副作用。对该案例评价正确的是(　　)。

    A. 研究者行为是符合伦理的,因为他们对受试者进行了经济补偿

    B. 该案例违背了知情同意原则,受试者有权知晓该实验的副作用

    C. 每个社会成员都有促进医学发展的义务,该案例虽有副作用,但无大碍,研究者的行为是合乎伦理的

    D. 捐卵者没主动问及实验的副作用,研究者不告知也是可以的

二、思考题

1. 使用安慰剂是否合乎医学科研伦理？为什么？

2. 简述正确的医学科研动机。

3. 试述动物实验有何伦理争议。应如何避免对动物的伤害？

三、案例分析

2012年美国某大学发布一项科研成果——转基因黄金大米与维生素A胶囊效果相当。随后，国际环保组织——绿色和平组织严重谴责该机构的不当科研行为。据绿色和平组织介绍，该研究所选取中国湖南省衡阳市一所小学72名6～8岁健康儿童做受试者，并令其中24名儿童每天进食60克黄金大米，之后测定其体内维生素A的含量，该实验进行了21天。

2013年9月18日美国某大学就"黄金大米"实验发表致歉声明，称该校已完成针对2008年在中国进行的黄金大米研究调查。调查声称对汤某等人以中国儿童为对象进行转基因"黄金大米"人体实验审查发现，该研究在得到中国相关部门的评估和批准方面证据不足。在获取知情同意过程中存在纰漏，包括对"黄金大米"的转基因属性缺乏明确的解释。研究项目负责人在未获取该大学伦理审查委员会批准的情况下，对研究流程进行了改动并予以实施。

请你对这一事件进行伦理评价。

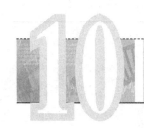

第十章

生命控制与死亡伦理

学习要点

1. 掌握：脑死亡标准及其伦理意义；临终关怀的道德要求；安乐死的含义及伦理意义。
2. 熟悉：人工授精、体外受精技术的伦理问题。
3. 了解：生命伦理学、死亡伦理学的含义，人类辅助生殖技术的伦理规范。
4. 学生品质：能真正领会生命伦理的内涵，进行科学生命观的宣传教育；能严格遵守人类辅助生殖技术的伦理规范；能对患者及家属做好临终关怀的相关工作。

第一节　生命与死亡伦理概述

一、生命伦理学

（一）生命伦理学的含义

生命伦理学是根据道德价值和原则对生命科学和卫生保健领域内的人类和行为进行系统研究的科学。其研究内容主要是生物医学和行为研究中的道德问题、环境与人口中的道德问题，动物实验和植物保护中的道德问题，以及人类生殖、生育控制、遗传、优生、死亡、安乐死、器官移植等方面的道德问题等。

（二）生命伦理学的兴起和发展

生命伦理学兴起于 20 世纪五六十年代。它是在生命科学和医学科学技术迅猛发展的基础上产生的。基因重组技术、克隆技术、人体胚胎干细胞研究取得的突破性进展，医学技术上器官移植、试管婴儿获得的成功，脑死亡标准的制定等重大突破引发了诸多伦理难题乃至激烈的冲突。比如，如何保护基因隐私，避免基因歧视？能不能克隆人，该如何对待胚胎和胚胎研究？移植器官从何而来，能不能商业化？如何看待生物学父母和社会学父母，如何建立精子库，卵子库？能否对人的生殖权利进行控制？人有没有自主选择死亡方式的权利？"安乐死"究竟是人道还是犯罪等，这一系列既崭新又棘手的伦理问题，推动着生命伦理学的兴起和发展。

除了科学技术因素外，生命伦理学的产生还有着深刻的社会人文背景，例如第二次世界大战中德国法西斯借口"优生学"，杀害了 600 万犹太人、众多罗姆人和残疾人的罪行，日本法西斯在我国研制生物化学、实施细菌战的罪行，还有原子弹的爆炸、战后的环境危害事件等，使人们认识到科学技术也可能有负面效应，要扬利抑弊，兴利除弊，使科学技术更好地为人类造福。

在科学技术和社会人文的推动下,20世纪五六十年代生命伦理学首先在北美兴起,并迅速发展。在日本、欧美国家和中国,生命伦理学都已进入大学课堂,有了硕士、博士学位和专门的研究机构、刊物和学术会议。很多医院或研究中心建立了专门审查人体研究方案的机构审查委员会或伦理委员会。2000年8月我国卫生部还成立了专门的"医学伦理学专家委员会",就重要医学伦理问题向卫生部提出咨询建议作为决策基础。

(三)生命伦理道德的实质

生命伦理道德作为一种道德观念和道德规范,是一定社会经济关系的产物。具体表现为生命道德观念可以随着时代的变迁和人类利益关系的变化而变化。因此,生命伦理道德的实质可以理解为是涉及生命问题的物质利益关系的反映。

二、死亡伦理

(一)死亡的标准界定

死亡是人的本质特征的消失,是机体生命活动过程和新陈代谢的终止。死亡的实质是人的自我意识的消失,它是生命过程的一部分,也是一切生命的必然归宿。

1. 传统的心肺死亡标准　在传统死亡标准中,人们一直把心肺功能作为判断生命存在最基本、最重要的特征,认为心跳、呼吸停止就意味着人的生命的终结。因此,传统的死亡概念是以心跳呼吸停止、反射消失作为标准的。

但随着现代医学科学技术的发展,心肺复苏术、体外循环机和器官移植手术越来越广泛地运用到临床工作实际中,使这数千年来被人们看做天经地义的死亡标准在实践中屡次遭到动摇。如一些大脑已经受到不可逆损伤的患者,因应用心脏起搏器、人工呼吸机而能够维持心跳和呼吸;一些心脏停止跳动的患者通过心脏移植而重新复活,这都说明心肺死亡标准具有显而易见的局限性,促使人们不得不重新去思考和探讨死亡的新概念和标准。由此人们提出了"脑死亡"的概念。

2. 现代的脑死亡标准　从现代医学研究积累的大量医学基础和临床的实验资料来看,死亡并不是瞬间来临的事件,而是一个连续进展的过程。生命的主导器官主宰整个有机体,例如对于呼吸衰竭者停止给予抢救,患者将会停止自主呼吸。但是倘若呼吸停止过长,就会造成脑组织缺氧,而脑组织对缺氧的耐受性又非常低,大脑皮质完全缺氧6~8分钟,就可以使脑皮层坏死到不可逆转的程度。广泛脑细胞坏死一经形成,自动呼吸就不能恢复,即使心跳、血压仍可维持,但患者实际已进入了死亡状态。

现代病理生理学研究已经证明,大脑是人体生命不可置换的主宰器官,大脑功能不可逆的停止,也就意味着作为人的生命本质特征——自我意识不可逆的丧失。所以说,所谓脑死亡是指由于某种病理原因引起脑组织缺血、缺氧、坏死,致使脑组织功能和呼吸中枢功能达到不可逆转的消失阶段,最终导致病理死亡。据此,1968年,美国哈佛大学医学院特设委员会提出了相应的脑死亡判定标准:①对外部刺激和身体内部需求毫无知觉和完全没有反应;②自主运动和自主呼吸消失;③诱导反射消失;④脑电波平直或等电位。排除体温低于32℃及刚服用大量巴比妥类中枢神经系统抑制药物后,经过24小时连续检测无变化即可判定为脑死亡。同年,世界卫生组织也公布了类似的标准,强调死亡包括大脑、小脑和脑干在内的整个脑功能不可逆的丧失,即使此时心跳仍然存在或心肺功能在外界动力维持下存在,也可判定为死亡。因此说,脑死亡标准是指临床判断死亡的依据。

（二）脑死亡标准的伦理意义

1. 有利于对人的生存权利的维护　以脑死亡为人死亡的标准，有利于人们在患者的脑死亡阶段到来之前，竭尽全力抢救患者；或是抢救无效，毫无遗憾的死去。如果确定脑死亡标准，那么在患者心脏停搏时，他人和医务工作者仍有抢救的义务，从而使某些心跳暂停者的复苏成为可能。

2. 有利于医药资源和人力资源的合理利用，减少不必要的医疗支出并减轻患者和家属的痛苦　对于确认已经脑死亡的患者，适时终止无效的医疗救治，既可以使医院的医疗资源得到有效合理的利用，也可以减轻患者家属的经济和精神负担。

3. 有利于人体器官移植，满足现代医学对某些活体的需要　在法律上承认脑死亡，还有助于推进器官移植医学的发展，使成千上万器官终末期患者因此得到再生的机会。目前中国心、肝、肾等器官移植在临床上已达到相当的水平，但由于我国还没有进行脑死亡立法，器官供体质量不如国外，器官来源的正常程序受到影响和干扰。实施脑死亡标准，将使更多的患者受益。

第二节　人类辅助生殖技术伦理

一、人类辅助生殖技术概述

人类辅助生殖技术是指运用现代医学科学技术和方法对人的卵子、精子、受精卵或胚胎进行人工操作，来代替自然生殖过程的某一环节或全部环节，已达到受孕目的的技术。

实施人类辅助生殖技术应该遵循如下伦理原则：

1. 维护社会公益的原则　人类辅助生殖技术的应用，不仅是为当事人及其家庭造福，而且应该利国利民，体现社会公益效应。坚持为计划生育和优生工作服务，这是实施人类辅助生殖技术的宗旨。

2. 知情同意的原则　这是医学伦理学的重要原则，也是生命伦理学的根本原则之一。人类辅助生殖技术必须在夫妇双方自愿同意并签署书面知情同意书后方可实施。医务人员对符合人类辅助生殖技术适应证的夫妇，须使其了解：实施该技术的必要性、实施程序、可能承受的风险以及为降低这些风险所采取的措施、该机构稳定的成功率、每周期大致的总费用及进口、国产药物选择等与患者作出合理决定相关的实质性信息；接受人类辅助生殖技术的夫妇在任何时候都有权终止该技术的实施，并且不会影响对其今后的治疗；医务人员必须告知接受人类辅助生殖技术的夫妇及其已出生的孩子随访的必要性；医务人员有义务告知捐赠者对其进行健康检查的必要性，并获取书面知情同意书。

3. 保密的原则　人类辅助生殖技术有着特殊的敏感性，关系到当事人和相应后代的隐私，为了维护双方当事人的正当权益，除了加强道德宣传，还必须坚持保密原则、互盲原则：一是为受者保密，永不向他人透露他们的隐私；二是为供者保守秘密，永不透露他们的姓名，为防止泄密，做手术记录时不记供者姓名，用代号代替之；三是采取"互盲法"，凡是利用捐赠精子、卵子、胚胎实施的辅助生殖技术，受者和供者保持互盲，手术者和供者保持互盲，供者与出生的后代保持互盲。

4. 防止商业化的原则　医疗机构和医务人员对要求实施人类辅助生殖技术的夫妇，要严格掌握适应证，不能受经济利益驱动而滥用人类辅助生殖技术；供精、供卵、供胚胎应以捐赠助人为目的，禁止买卖，但是可以给予捐赠者必要的补助；对实施辅助生殖术后剩余的胚胎，由胚胎所有者决定如何处理，但禁止买卖。

二、人工授精伦理问题

人工授精是指用人工技术将男性的精子注入排卵期女性的子宫内，促使精子与卵子结合以达到受孕目的的生殖技术。这一技术实际上是代替自然生殖过程中性交这一环节，主要用于解决由于男性精子质量差而导致的不育症。

针对以上问题，在人工授精技术的应用上，必须遵循相应的伦理道德规范。

1．必须遵循知情同意的原则　在确认丈夫的精子有问题或者患有严重的遗传性疾病、或是遗传病基因的携带者，并在夫妻双方一致的前提下方可申请获得他人的精子。

2．必须做好检查，确保精子的质量　必须做好捐赠者精子的检查、筛查和保存，避免在供精者中有肝炎、性病、艾滋病病毒感染者。同时，还要严格控制向同一捐赠者的供精次数，避免发生后代血亲通婚的可能。

3．加强统一管理，规范精子库　应设立正规合法的精子库，并严格按精子库管理的程序操作，杜绝捐赠者在不同地点重复供精。

4．坚持保密和互盲原则　在捐赠者与医生、捐赠者与受精者、捐赠者与人工授精后代之间保持互盲，维护供受双方及后代的正当权益。

5．坚持维护社会公益的原则　医务人员不得对单身妇女实施人工授精不得实施非医学需要的性别选择。一个供精者的精子最多只能供给 5 名妇女受孕。

三、体外受精与代孕母亲的伦理问题

体外受精也称试管婴儿。它是用人工技术分别提取精子和卵子，在试管中使二者结合并将受精卵培育成胚胎，再将胚胎植入子宫，让其在子宫内继续发育的医学生殖技术。它代替了自然生殖过程中的性交、输卵管和自然植入子宫等过程。主要用于解决输卵管堵塞或异常导致的不孕、排卵障碍、子宫内膜异位症、女性免疫性不育等。

代孕母亲的伦理问题。体外受精带来的伦理问题主要集中在：妻子的卵子与第三者的精子结合、丈夫的精子与第三者的卵子结合以及代孕母亲的问题上。前两者带来的问题与异源人工授精类似，而代孕母亲可能引起的伦理问题则包括：为了获利而出租子宫导致生育商业化；代孕母亲与自己十月怀胎生育的孩子产生感情，决意自己抚养而导致的纠纷；选择自己的近亲包括母亲、姐妹作为代孕母亲而引起的人伦关系上的混乱等。

鉴于以上情况，在西方有的国家明令禁止代孕母亲，有的国家则立法杜绝商业化代孕母亲。在我国也已出现了代孕母亲的问题。对此，我国卫生部 2001 年 2 月 20 日发布并于 2001 年 8 月 1 日起施行的《人类辅助生殖技术管理办法》明确规定：医疗机构和医务人员不得实施任何形式的代孕技术。对于由丈夫的精子与第三者的卵子结合，或妻子的卵子与第三者的精子结合后再将胚胎植入妻子的子宫，由妻子完成孕育和分娩过程的体外受精，则因遵循与异源人工授精相同的伦理原则。

第三节 临终关怀与安乐死伦理

一、临终关怀及其伦理道德

1. 临终关怀的含义　临终关怀是指临终阶段的患者及其家属的一种全面的支持与特殊的照顾。目的在于减轻临终患者的身心痛苦，提高临终患者的生存质量，使他们能够在无痛苦、无遗憾和安宁、舒适中走完人生旅程，并使患者家属得到心理的慰藉和居丧照料。

2. 临终关怀的伦理道德原则

（1）照护为主的原则：对于处于多重痛苦折磨下的临终患者，转移原有的治疗目标是很有必要的。医生的积极性应当放在援助、照料上，应当把医疗从"治愈患者"转向安慰和关心照料患者，增加临终患者的舒适感和快乐。目的在于提高临终患者在临终阶段的生命质量，维护患者死亡的尊严。

（2）适度治疗的原则：临终患者（尤其是晚期癌症患者）的躯体症状中，最难以忍受的是疼痛。病程越长，痛苦越大。因此，临终关怀应该以控制患者的症状，减轻他们的痛苦为重点，强调适当的治疗，而不是不惜代价的抢救。如对晚期癌症患者进行不间断的放疗或化疗、多余的检查等，都可能造成患者的痛苦。

（3）满足心理需要的原则：临终患者的心情是复杂的，一般来说都会经历否认、愤怒、协议、郁闷和接受五个心理阶段。加强对患者的心理治疗和护理，满足其心理需要，帮助患者尽快从否认期过渡到接受期，是减轻其精神痛苦的必要过程。

（4）人道主义的原则：临终患者是一个特殊的人群，与普通患者相比，他们需要得到更多的同情、关心和理解。人道地对待临终患者，要求医务人员必须有更多的爱心、同情心和耐心，能够理解患者和家属的身心痛苦，给予他们全面的照护和帮助，始终维护患者临终期的生命价值与尊严。

3. 临终关怀的伦理意义

（1）临终关怀是人道主义在医学领域中的集中体现；

（2）临终关怀体现了生命神圣、质量和价值的统一；

（3）临终关怀是人类文明进步的一种标志；

（4）临终关怀有利于我国计划生育工作的开展。

二、安乐死的伦理问题

1. 安乐死的含义、分类

（1）从医学理论学的角度，安乐死可以定义为：身患不治之症的患者在垂危状态下，由于精神和躯体的极端痛苦，在患者和其亲友的要求下，经医生鉴定认可，用人道方法使患者在无痛苦状态中结束生命过程。其目的在于使患者避免死亡时的痛苦折磨，代之以相对舒适和安然的感觉，以改善患者濒死时的自我感觉状态，维护其死亡的尊严。

（2）安乐死的分类：按照安乐死的执行方式可分为主动安乐死和被动安乐死；按照患者同意的方式，可分为自愿安乐死和非自愿安乐死。主要的道德争论来自于主动安乐死。

2. 对安乐死的伦理争议与评价　支持安乐死的观点是：①人有生的权利，也应该有选择死亡的权利；②追求生命质量；③主动结束必然要死亡的生命，不仅可以免除患者死亡前的痛苦,而且也能减轻亲属精神和经济上的负担,还可以避免社会卫生资源不必要的浪费。

反对安乐死的观点是:①与医务人员救死扶伤、实行人道主义的精神相冲突;②生命是神圣的,人有生的权利,任何情况下都不能主动促使其死亡,否则就是不人道的;③不可救治就不救治,无益于医学科学的进步;④安乐死可能导致错过患者病情自然改善的机会,继续治疗可望恢复的机会和可能发现某种新技术新方法而使该病得到治疗的机会。

(赵丽娜)

练 习 题

一、选择题

(一)A1型题

1. 运用现代医学技术,不通过两性结合,而进行高等动物(包括人)生殖的技术是(　　)。

    A. 代孕技术　　　　　　　　　　B. 同源人工授精

    C. 异源人工授精　　　　　　　　D. 克隆技术

    E. 体外受精

2. 人类辅助生殖技术的目的是(　　)。

    A. 赢利　　　　　　　　　　　　B. 演进性优生

    C. 有利于未婚男女生儿育女　　　D. 治疗、补偿已婚夫妇的生育功能

    E. 控制人口数量

3. 目前,我国禁止的生殖技术是(　　)。

    A. 人工授精　　　　　　　　　　B. 同源人工授精

    C. 异源人工授精　　　　　　　　D. 无性生殖

    E. 体外受精

4. 关于生殖技术,不合乎道德的是(　　)。

    A. 只要受术者本人知情同意便可

    B. 所生子女与婚生子女权利平等

    C. 医疗机构和医务人员须对赠者和受者的有关信息保密

    D. 应该限制供精者和供卵者的捐献次数

    E. 医务人员不得对单身妇女实施辅助生育技术

5. 不属于生殖技术的伦理问题的是(　　)。

    A. 谁应该是孩子的父母　　　　　B. 影响后代的健康成长

    C. 导致人类伦理关系的混乱　　　D. 影响人类基因的纯洁性

    E. 商品化问题

6. 下列(　　)项不属于人工辅助生殖技术带来的伦理问题。

    A. 精子、卵子、胚胎可否商品化

    B. 代孕技术是否可以使用

    C. 有严重缺陷的新生儿能否实施安乐死

    D. 非婚单身妇女可否使用相应的技术生育孩子

    E. 谁应该是孩子的父母

7. 我国开展生殖技术的伦理原则,不包括(　　)。

A. 知情同意原则　　　　　　　　B. 维护供受双方和后代利益的原则
C. 尊重病人的原则　　　　　　　D. 互盲和保密的原则
E. 严防商品化的原则

8. 截至 2003 年年末,有两个国家在全国范围内使自愿安乐死合法化。它们是(　　)。
　A. 美国　英国　　　　　　　　B. 荷兰　比利时
　C. 德国　法国　　　　　　　　D. 印度　俄罗斯
　E. 中国　日本

9. 以脑死亡标准取代心脏停止跳动死亡的标准,其直接的伦理意义和效果是有利于(　　)。
　A. 科学地确定死亡,维护人的生命或尊严
　B. 节约卫生资源
　C. 减轻家庭负担
　D. 器官移植
　E. 社会文明

10. 医生判断脑死亡标准的动机和直接目的应该是(　　)。
　A. 更科学地确定死亡,维护人的生命　　B. 节约卫生资源
　C. 减轻家庭负担　　　　　　　　　　D. 用于器官移植
　E. 缩短人的生存时间

11. 哈佛大学医学院提出的脑死亡标准不包括(　　)。
　A. 出现不可逆性昏迷　　　　　　B. 自主的肌肉运动和自主呼吸消失
　C. 心跳停止　　　　　　　　　　D. 诱导反射缺失
　E. 脑电波平直

12. 一位符合安乐死条件的病人,医生使用药物结束其痛苦的生命,称为(　　)。
　A. 强迫安乐死　　　B. 医助安乐死　　　C. 被动安乐死
　D. 主动安乐死　　　E. 自杀安乐死

13. 世界上第一个安乐死合法化的国家是(　　)。
　A. 美国　　　　　B. 澳大利亚　　　　C. 英国
　D. 法国　　　　　E. 荷兰

14. 首先提出脑死亡标准的国家是(　　)。
　A. 美国　　　　　B. 澳大利亚　　　　C. 英国
　D. 法国　　　　　E. 荷兰

15. 关于临终关怀,正确的是(　　)。
　A. 仍以延长病人生命的积极治疗为主
　B. 临终关怀是 24 小时的全程服务
　C. 临终关怀注重的是对临终病人的照护
　D. 临终病人死亡,临终关怀即可结束
　E. 临终病人已脱离社会,他们没有社会需求

16. 支持安乐死的主要伦理依据是(　　)。
　A. 人权主义的观点　　　　　　　B. 功利主义的观点
　C. 享乐主义的观点　　　　　　　D. 宗教主义的观点

E. 医学人道主义的观点

17. 反对安乐死的主要伦理依据是（　　）。

A. 违背了人权主义　　　　　　　　B. 违背了功利主义

C. 违背了生命价值论　　　　　　　D. 违背了公益论

E. 违背了医学人道主义

18. 目前，国际上从立法角度认可安乐死的国家是（　　）。

A. 澳大利亚　　　　　B. 美国　　　　　　C. 荷兰

D. 德国　　　　　　　E. 英国

19. 不属于基因诊断、治疗的伦理学原则是（　　）。

A. 尊重病人的原则　　　　　　　　B. 知情同意的原则

C. 安全有效的原则　　　　　　　　D. 保守秘密的原则

E. 有益于病人的原则

（二）A2 型题

20. 患者胡某，男，65 岁，因肝癌晚期住院治疗。由于不堪病痛折磨，其本人多次向主管医生提出实施安乐死，均被医生拒绝。胡某只有以拒绝治疗的方式来摆脱难以忍受的痛苦。医生的做法（　　）。

A. 符合医学人道主义的要求

B. 是对患者的临终关怀

C. 体现了生命的神圣

D. 我国法律没有授权医务人员有帮助患者致死的权利

E. 体现了社会对人的生命价值的尊重

21. 一位 32 岁的舞蹈演员住进了北京松堂关怀医院，清秀、文雅、美丽的她已到了肺癌晚期，只剩下一个月的生命。身为舞蹈演员的她，舞台就是她的全部。如今，她不得不离开那个展示自己的天地，呵护那份与生俱来的美丽也就成了延续自己艺术生涯的唯一方式。为了满足她爱美的天性，医务人员特地用一块大的药敷纱布把她面部一块日渐扩大的溃疡盖住。医务人员的这种做法（　　）。

A. 对缓解患者的病情没有多大的实际意义

B. 可以给患者以精神支持，使患者在最后一刻仍能保持人的尊严，选择了却余生的方式

C. 可以帮助患者忘记疼痛

D. 可以使患者在舒适、安然的状态下走向死亡

E. 对家属是一种安慰

22. 杨某，男，65 岁，风湿性心脏病伴房颤，慢性心功能不全十余年，因发热，腹胀痛，不能进食，消瘦明显来院治疗。入院后检查发现肝肿大，中度腹水，α-FP（+），确诊为肝癌晚期，并逐渐出现恶病质症状。病人要求安乐死以求尽早摆脱痛苦，但妻子要求积极抢救治疗，子女和领导表示尊重医院的方案。针对此例病人，符合医学道德的行为选择应该是（　　）。

A. 同意病人提出的安乐死要求　　　B. 回家休息对症治疗

C. 收入病房，对症处理　　　　　　D. 同意病人妻子的要求

E. 进一步检查后，诊断明确，病人痛苦难忍，在家属和本人的要求下，经一定的审批程序，可实施安乐死

23. 一对夫妻结婚 3 年未育。经查,丈夫张某患有无精症。在没有签订任何协议的情况下,二人于某大学医学院附属医院接受了异源人工授精手术后生育一子。孩子 3 岁时,全家回丈夫的老家探亲。丈夫家人发现孩子与其父长得不像,遂到张某曾经就诊的医院调查,从医生处得知实情,家人大为恼火,认为此举破坏了自家的血脉。在家人的干预下,夫妻最终反目离婚。

从医学伦理的角度,下列分析不合理的是(　　　　)。

A. 医生通过人工授精的手术治疗、补偿丈夫的生育功能,是道德的

B. 医院应该让夫妇签订协议

C. 家人去医院调查,医师如实告知家人,是道德的

D. 通过人工授精所生的子女,应该视为婚生子女

E. 丈夫的家人认为人工授精使自己家的血脉破坏了,是错误的观念

(三) B1 型题

(24～25 题共用备选答案)

A. 有利于从精神和肉体上解除患者的痛苦

B. 有利于减轻医务人员的工作负担

C. 有利于促进医疗卫生事业的发展

D. 有利于器官移植工作的开展

E. 体现了生命神圣、质量和价值的统一

24. 属于安乐死伦理价值的是(　　　)。

25. 属于临终关怀伦理意义的是(　　　)。

二、思考题

1. 确立脑死亡标准的价值以及伦理意义有哪些?

2. 试对安乐死进行伦理分析。

3. 临终关怀的伦理原则和伦理意义有哪些?

三、案例分析

患者李某,男,62 岁,医生。因胃窦癌术后复发住院。患者三个月前因患胃窦癌住院手术,术中发现有淋巴转移,故行根治手术,手术顺利。术后进行一个疗程的化疗出院。现因腹部肿块第二次住院手术。术中发现腹腔内癌瘤广泛转移,癌肿与腹主动脉粘连而无法切除。术后伤口愈合良好。不久,患者出现血便、血尿、少食、呕吐,疼痛难忍。患者要求主管医生给予安乐死,而子女认为父亲一生抢救了不知多少个患者,故要求医生不惜一切代价进行抢救。

问题:对此情况医生应如何抉择?请进行具体分析。

第十一章

现代生命医学科学发展中的伦理问题

学习要点

1. 掌握：基因诊断及治疗的伦理原则；器官移植应遵循的伦理原则；人体干细胞研究的伦理规范。
2. 熟悉：人类基因组计划；克隆技术与人类生活。
3. 了解：现代生命医学科学发展带来的各种伦理难题。
4. 学生品质：能运用正确的伦理规范指导人类生活，进行有效的宣传教育；能严格遵守基因诊断治疗、器官移植、人体干细胞研究的伦理原则和道德规范；能全面了解医学发展中的各种伦理问题，能用正确的思维分析和解决问题，寻求正确答案。

第一节　基因工程中的伦理道德

一、人类基因组计划

（一）人类基因组计划概述

人类基因组计划（human genome project，HGP）是由美国科学家于 1985 年率先提出，于 1990 年正式启动的。美国、英国、法国、德国、日本和我国科学家共同参与了这一价值达 30 亿美元的人类基因组计划，基因医学技术的研究成果层出不穷，人类生命的蓝图——基因组序列"工作框架图"已绘制完成，各国科学家正在就基因的结构、功能和在细胞内表达进行更深入的研究，未来人们可以通过检查而获悉自己的基因型，基因筛查、基因诊断和基因治疗也将越来越广泛地开展起来。基因的研究与应用蕴涵着巨大的价值，同时也给人类带来了一些新的伦理问题。

（二）人类基因组计划的价值

1. 鉴定人类全部基因，揭开人类生命的奥秘　基因组学是从整体上研究一个物种的所有基因结构和功能的新科学，它将从整体上揭示生物活动规律的奥秘。人类基因组 DNA 序列共有 30 亿个碱基对，但控制人类性状的基因仅占全序列的 3%～5%（约 6 万～10 万个基因），科学家们在碱基测序的基础上，致力于开展对碱基如何组成基因和人类全部基因的位置、结构和功能的研究。这项工程最终可以解读人类 DNA 的全部核苷酸，建立人类遗传物质的一整套信息数据库，并逐步掌握生物种群所具有的全部遗传信息。

2. 将把人类带入基因医学的新时代　人类基因组计划最初是作为一项治疗肿瘤等疾病的突破性计划提出的。因此，该计划一直将疾病基因的定位、克隆、鉴定作为研究核心，形成了疾病基因组学。其主要目标之一是使现代医学从基因入手治疗各种与基因异常相关的疾病，并开展以基因为基础的新药研制。

3. 人类基因组"工作框架图"的建立推动了模式生物基因组研究　模式生物在功能基因组研究中发挥着越来越重要的作用。例如建立人类遗传病的小鼠动物模型既可利用小鼠基因剔除技术作为研究人类致病基因的定位和克隆，又可以通过建立转基因小鼠分析人类致病基因的功能。

4. 人类基因组计划将带动生物制药产业、相关生物技术产业的迅速发展　目前，人们所关注的转基因动植物（包括转基因食品）、高等动物的整体克隆、"人工器官"的活体培养、人类疾病的基因诊断和基因治疗等新技术已经对人类健康及其赖以生存的环境产生了深刻的影响。

二、基因诊断与治疗中的伦理问题

（一）基因诊断与基因治疗

基因诊断是临床医学领域中一种全新的诊断方法，它是通过制备特异 DNA 或 RNA，探针或寡核苷酸引物直接探查某种基因的存在或缺陷，从而对人体健康状况和疾病作出判断。基因治疗从广义上讲，是通过对患者的基因进行治疗以达到治愈疾病的目的。即将正常的基因直接导入患者体内或先导入细胞，而后再输入人体，纠正或取代有缺陷的基因，使基因在体内表达，最终达到治疗某种疾病的目的。如基因矫正或置换治疗、基因增补方案等。

（二）基因诊断与治疗中的伦理问题

基因诊断与治疗所涉及的伦理学问题有以下几个方面：

1. 基因治疗的必要性　反对者认为基因治疗人为的改变了人类遗传信息，从遗传学角度看，贸然改变经亿万年进化所形成的遗传组成，如同诱发基因突变，可能会产生遗传上的不平衡，对人类的进化产生不利的影响。长此以往，人类适应环境的能力将会大大下降，一旦人类的多样性降低到危险境地，人类这个物种本身的生存就有很大的不确定性。那么基因治疗是一种违背自然规律的做法，其必要性是值得商榷的。

2. 基因治疗的公平性　目前基因治疗的费用是一般公众根本无法承受的。那么，有限的医疗资源应该如何分配则成为十分敏感的社会伦理学问题。医学服务的最根本特点就在于它是一种社会公益性的福利事业，其基本目的是治病救人，增进人类健康。可就实际情况来看，只有少数人能享受昂贵的基因治疗，而一般公众则望尘莫及，这无不违背了作为"仁术"的医学之初衷，这给国家公正分配医疗资源提出了难题。

3. 基因治疗的安全性　基因治疗不安全因素主要来源于技术方面。基因治疗的过程中最终按人们的需要表达的基因成功率还很低，并且基因治疗获得性疾病时还有产生新病毒的可能，被处理过的病毒与未经确定的病毒发生重组而具有感染力，如果没能很好地控制，有可能会威胁人类社会。因此基因治疗必须慎重。

4. 维护人类尊严的问题　生殖性的基因治疗有根除疾病的垂直传播或遗传的可能，但也会改变人类生命的多样性，甚至会导致非人类的性状特征出现，这是我们所不能接受的，全世界已普遍叫停。基因治疗的开展除了医学目的之外，还有可能会导致非医学目的的出现，对基因治疗技术滥用倾向导致遗传决定论或反人类的优生学。

（三）基因诊断与治疗的道德原则

1. 尊重患者的原则　通过基因诊断发现有基因缺陷的患者，医务人员应该从患者的生命健康角度出发，更好地维护患者的利益，尊重其人格和权利，不得歧视患者。未经本人同意不得将检测结果披露给第三方，更不能在某种利益或压力的驱动下损害患者的利益。

2. 知情同意的原则　临床应用前，应详细告知受试者、患者或其家属的利弊、风险、效益等信息，使其认识到即将进行的方案对本人有何影响，然后作出是否接受基因诊断的决定。

3. 保密的原则　为接受基因诊断的患者保守秘密，是医务人员的道德义务。基因诊断时如发现基因缺陷，应早期预防以获得最大限度的康复。为研究或其他任何目的而获取的个人基因信息，未经当事人许可，不得擅自公开。

4. 有利于患者的原则　在基因治疗时必须保证患者不会受到伤害，并对其有利，方可进行基因治疗。

第二节　器官移植中的伦理道德

一、器官移植技术概述

器官移植是指用健康的器官置换功能衰竭或丧失的器官，以挽救病人生命的一项高新医学技术。目前，器官移植是治疗某些疾病的一种有效方法，如尿毒症、白血病、肝癌等。

二、器官移植中的伦理与法律问题

世界各国器官移植供体的来源有两类：一种是从活人身上摘取的健康器官；另一种是从尸体上获得的健康器官。无论哪种来源都存在着伦理道德。活体器官移植，无论是对受体还是对供体都存在着一定的风险，救治患者与维护其他健康人的利益存在着矛盾，因此应该先考虑有遗传关系的亲属之间的相互移植。我国《人体器官移植条例》明确规定活体器官的接受人限于活体器官捐献人的配偶、直系血亲或者三代以内的旁系血亲，或者有证据证明与活体器官捐献人存在因帮扶等形成亲情关系的人员。尸体器官捐献与活体器官捐献相比较，它不存在对供体的生命与健康威胁，易于被人接受，从伦理角度来说，应该成为移植器官的主要来源。但尸体器官捐献存在的伦理问题主要是安慰死者家属与救治移植患者生命的矛盾。在死者家属处于极度悲伤的情况下，医务人员提出摘取器官的要求不符合情理，易伤害死者家属的感情。如果等家属情绪好转再商量，则摘取的器官就过了最佳时间，很难移植成功。

三、器官移植的伦理原则

（一）坚持病人健康利益至上原则

该原则要求在人体器官移植技术的应用中，必须把是否符合患者利益作为医生行为合乎伦理的第一评判标准。

（二）坚持自愿无偿原则

器官移植时医务人员首要考虑的是患者的生命健康需求，只能把恢复患者的健康作为器官移植的首要动机。人体器官捐献应当遵循自愿、无偿原则。公民享有捐献或拒绝捐献的权利。任何人不得利诱、欺骗、强迫他人捐献器官。

(三) 坚持知情同意原则

在器官移植的过程中,应尽最大可能保护活体供者的健康利益,慎重选择活体供者。对所有捐献者都应告知实情,做到知情、自愿、同意。医务人员应向活体器官捐献人说明器官摘取手术的风险、术后注意事项、可能发生的并发症及其预防措施等,并与其签署知情同意书。

(四) 保密原则

该原则要求从事人体器官移植的医务人员应当对人体器官捐献者、接受者和申请人体器官移植手术的患者的个人信息保密。

(五) 坚持公正、公平的分配原则

由于供体短缺,医务人员在器官移植时应坚持公平、公正、公开的原则。在器官分配时患者的排序应当符合医疗需要,遵循公平、公正、公开的原则。医务人员应审慎地选择每一个受体,使有限的器官资源得到最佳利用。

(六) 坚持非商业化原则

医务人员在器官移植的过程中要坚决反对器官买卖行为。尊重生命的价值,不得参加有商业化行为的器官移植活动。医生应本着对供者、受者和社会负责的态度,切实履行自己的道德责任,努力减少因器官移植而引发的道德冲突和医疗纠纷。

第三节　克隆技术的发展及其伦理道德

一、克隆技术与人类生活

所谓克隆技术是指生物体通过无性繁殖方式产生与自己有相同遗传性状的后代,也简称为复制。20 世纪中期以来,克隆技术有了突飞猛进的发展,从微生物克隆到动植物的克隆经历了一个不断向前发展的过程。科学家又逐渐将这一技术应用于细胞生物学、动物学和医学等。今天,克隆技术对医学发展、生命科学和农业产生着越来越重要的影响,应用前景十分广阔。但是任何科学的发展与社会经济、文化、伦理的发展都是密切相关、互相制约的,克隆技术运用于植物和动物,运用于人体局部器官生产的合理性已经得到了人们的认同,但当克隆技术即将进展到"克隆人"的研究阶段时,便引起了社会伦理争论。

二、克隆技术的伦理问题

"多利"的诞生标志着克隆技术在动物的无性繁殖上取得了成功,这也为人们带来了伦理的争议。如人们担心克隆技术广泛应用是否会构成对生物体多样性的威胁;科学家会不会大量克隆人体胚胎制造人体器官的工厂;会不会在实验室任意克隆出生命。世界各国对克隆技术引发的道德问题十分关注,它涉及人类自身发展的根本利益。

由于医学的全人类性,世界各国科学家在使用克隆技术进行科学医学研究时应遵守国际的道德原则。1997 年联合国教科文组织通过了《世界人类基因组与人权宣言》规定,"基于相互尊重人的尊严、平等这一民主原则,不允许进行与人类尊严相违背的做法,比如生殖性克隆。"国际人类基因组组织《关于遗传研究正当行为的生命》及其伦理委员会定制的《关于克隆声明》都给予克隆技术的应用以道德的指导。

关于是否克隆人的问题,世界多数国家表示反对克隆人,并通过法律禁止克隆人的行为。欧洲多国签署了一项严格禁止克隆人的协议。我国也明确表态,对任何人以任何方式

开展克隆人的研究,不赞成,不支持,不允许,不接受。人类后代形成生命时,其遗传因子一半来自父亲,一半来自母亲,父母双方的遗传物质增强了受精卵的酶的活性,创造出独特的基因型和顽强的生命力,发展成独一无二的生命个体。而克隆人来自于单一的遗传性,是一个人的生物复制品,它丧失了基因自由组合的多样化,不利于人类的进化,也违背了生命自然发展的规律。同时克隆人的产生会带来家庭伦理关系的错位,人类社会发展的现状无法给克隆出的人以适当的家庭和法律关系的伦理定位。在克隆过程中出现的体细胞提供者、卵细胞提供者、用子宫完成孕育者,这三方女性均可承担,男性在人类繁衍中的作用会受到冲击,导致现今社会发展中的性、婚姻、家庭伦理受到冲击。克隆人的安全性也备受质疑,有缺陷的克隆人出现于我们的社会,无益于人类的安全。因此,科学家的行为应是谨慎和负责的。

第四节　人体干细胞研究的伦理道德

一、人体干细胞的来源、分类及功能

人体干细胞是在生命的生长发育中起"主干"作用的原始细胞,它的神奇之处就在于这些原始细胞具有自我更新、无限增值扩容及多向分化的潜能。

干细胞按它的分化潜能大小可分为:全能干细胞、多能干细胞和专能干细胞三类。按其来源可分为胚胎干细胞和组织干细胞两大类。

人类干细胞的这些神奇功能和新特点,对人类健康有着巨大的潜在价值和促进意义。一方面随着克隆技术的发展,人类胚胎可经体细胞克隆产生,使人类胚胎干细胞的获得更为容易;另一方面是研究者发现了人类干细胞的许多新特点,不仅可以体外培养不断扩容,而且经诱导分化可以定向培育成神经细胞、血液细胞、心肌细胞等,这就可以为人类疾病的细胞治疗、器官移植提供基础条件,以及组织干细胞具有再生功能的新发现和可能带给人类疾病治疗的新方法新思路,使医学领域产生革命性的变革,掀起了世界范围内人类干细胞的研究热潮。

二、人体干细胞研究的伦理问题

在人体干细胞研究的过程中,由于从成年人的组织中获得的干细胞可塑性低,从胚胎中获得的干细胞潜能大,具有更大的研究价值,所以科研人员在研究中自然要进行胚胎实验或损害胚胎,这将引起伦理争议。

一种观点认为,人体干细胞研究有助于战胜现代医学中的许多疑难杂症,是一种挽救生命的人道行为,是医学进步的表现。特别是一些科学家,他们深知人类胚胎干细胞的研究价值。认为只要研究人员坚持尊重生命的道德原则,并在严格的管理条件下可利用胚胎进行治疗研究。

另一种观点则认为,进行胚胎干细胞研究自然要破坏胚胎,而胚胎是人在子宫内的生命形式,因此反对利用人类胚胎进行干细胞的研究和应用,并坚持胚胎就是生命,用其研究和应用都是对生命尊严的侮辱和践踏,支持胚胎干细胞研究,就等于是怂恿他人"扼杀生命",如果大家支持利用克隆人的胚胎进行研究,那么迟早会导致克隆人的现象发生,这是违反伦理的。

三、人体干细胞研究的伦理道德规范

（一）遵循国家伦理指导原则

我国于 2003 年 10 月公布了《人类干细胞研究伦理指导原则》，因此在人类胚胎干细胞的研究和应用中，应遵循国家伦理指导原则。如原则明确规定：禁止进行生殖性克隆的任何研究，允许进行人类胚胎干细胞的研究。

（二）尊重胚胎和捐献者

胚胎干细胞研究对于治疗人类多种疾病具有潜在价值，我国允许和支持利用胚胎进行干细胞研究，但在研究中应贯彻尊重的原则。研究者应尊重胚胎和捐赠者，因为胚胎是人类的生物学生命，没有胚胎便没有人的生命，任何人都不能随意操纵和毁掉胚胎。

（三）知情同意

胚胎干细胞研究应认真贯彻知情同意与知情选择原则，保护受试者的隐私。研究人员应在试验前，用准确、清晰、通俗的语言向受试者如实告知有关试验的预期目的和可能产生的后果和风险等相关研究的信息，得到他们的同意，签署知情同意书并给予保密。

（四）安全有效

在使用人类胚胎干细胞进行研究和治疗疾病时，必须先经动物实验验证是安全有效的，并设法避免给患者带来伤害；如果出现了意外，应立即停止试验；同时研究者有着不可推卸的社会责任，绝不能为了个人利益和兴趣而把一些不成熟的技术应用于人类。

（五）防止商品化

为了搞好人类胚胎干细胞研究，应大力提倡捐赠人类胚胎干细胞研究所需的组织和细胞，严禁商业行为。一切形式的贩卖胚胎和胎儿组织的行为都是不道德的。

（赵丽娜）

练 习 题

一、选择题

（一）A1 型题

1. 针对器官短缺现象，器官来源最值得提倡的途径是（　　）。
   A. 胎儿器官　　　　　　B. 克隆器官　　　　　　C. 尸体捐赠
   D. 自愿捐献　　　　　　E. 器官买卖

2. 下面不属于器官移植应遵循的伦理原则是（　　）。
   A. 患者健康第一　　　　B. 知情同意　　　　　　C. 公正、公平
   D. 商业化　　　　　　　E. 有利

3. 参加器官移植的医生不能参与（　　）。
   A. 征得申请器官移植病人的知情同意　　B. 捐赠器官病人的抢救和死亡判定
   C. 摘取活体或尸体捐赠的器官　　　　　D. 运送摘取的捐赠器官
   E. 对捐赠的器官进行分配

4. 我国允许治疗性或研究性克隆，但只限于使用胚胎或胎儿的孕天或孕周是（　　）。
   A. 孕 14 天前　　　　　　　　　　B. 孕 14 天后至孕 4 周内
   C. 孕 4 周以上至孕 8 周内　　　　D. 孕 8 周以上至孕 12 周内

E. 孕 12 周以上至孕 24 周内

5. 在我国,通过供精、供卵进行辅助生殖而获得的后代,不具有的权利和义务是(　　)。

    A. 继承权

    B. 受教育权

    C. 赡养进行辅助生殖父母的义务

    D. 知悉遗传父母姓名的权利

    E. 在父母离异时孩子的被抚养权

6. 在人类辅助生殖技术中,医务人员可以实施(　　)。

    A. 非医学需要的性别选择

    B. 代孕技术

    C. 以生育为目的的嵌合体胚胎技术

    D. 卵胞浆内单精子注射技术

    E. 克隆人技术

7. 从事人体器官移植的医务人员,应该允许(　　)。

    A. 从事有关人体器官移植的广告宣传

    B. 参与捐赠器官的分配

    C. 参与死后捐赠器官患者的抢救

    D. 参与死后捐赠器官患者的死亡判定

    E. 接受提供应用于器官移植的器械、药品公司的馈赠

8. 在器官移植中,确定受者的首要原则是(　　)。

    A. 供者的意愿

    B. 医学标准

    C. 社会标准

    D. 年龄标准

    E. 支付能力

9. 在反对器官商品化的问题上,尚未达成共识的是(　　)。

    A. 器官市场必然会导致两极分化

    B. 有钱人购买器官进行移植,穷人则只能为了生存出售器官

    C. 穷人无经济实力享受器官移植的技术益处

    D. 个人是否有使用或处置自己身体的自由

    E. 穷人在贫困条件下出售器官,并不是真正的自愿

10. 关于活体器官采集,不正确的是(　　)。

    A. 捐献者应是出于利他动机,不是为了图利

    B. 即使体检合格并确定手术时间,捐献者也可撤回捐献意愿

    C. 捐赠者应签署知情同意书

    D. 未成年人也可作为活体捐献者,可向他人捐献器官以体现其人道意愿

    E. 捐献者应在无压力的情况下表明自己的捐献意愿

11. 活体器官移植接受者及其家属,对捐赠者应遵守的准则不包括(　　)。

    A. 不能为了个人的利益,向没有血缘关系者恳求或利诱其捐出器官

    B. 捐赠者已达到法定年龄

    C. 不可付钱给捐赠者,但可对捐赠者在手术与住院期间所受到的经济损失给予补偿

    D. 捐赠者应符合伦理、医学与心理方面的捐赠标准

    E. 可接受未成年人捐献的器官,但应保证其身体不受严重影响

12. 基因诊断和基因治疗中争论最激烈的伦理难题是(　　)。

    A. 胎儿的生命质量和父母选择权的矛盾

    B. 人类遗传物质的纯洁性、神圣性是否受到了亵渎

C. 对个人和人类社会是否安全

D. 是否会造成医疗费用的猛增

E. 生殖细胞的基因治疗是否可行

13. 关于基因诊断和基因治疗,不合乎医学伦理的是(　　)。

A. 对于有基因缺陷的病人,医务人员应尊重其人格和权利

B. 必须向患者或其家属作出相应的解释,由其自主决定是否接受诊断和治疗

C. 必须确信基因治疗有效,而且预期疗效大于危险

D. 需要遵循一定的审批程序以保证相应原则的落实

E. 应该遵循资源共享原则,不能将病人的情况向外界保密

14. 人类胚胎干细胞的研究和应用不合乎医学伦理的(　　)。

A. 胚胎是人类的生物学生命,没必要对之尊重

B. 人类胚胎干细胞的研究和应用必须考虑安全性

C. 人类胚胎干细胞的研究和应用必须考虑有效性

D. 人类胚胎干细胞的研究和应用必须防止商品化

E. 人类胚胎干细胞的研究和应用必须遵循知情同意原则

15. 我国提倡通过何种途径获得供体移植器官(　　)。

A. 自愿捐献　　　　　　B. 互换器官　　　　　　C. 器官买卖

D. 强行摘取　　　　　　E. 其他途径

(二)A2 型题

16. 一位年轻的新婚妇女到医院找到医生,说在报纸上看到人类基因研究取得重大成果,她要求医生检查她的基因,并改变一下单眼皮的基因,再给她整容,她想把美丽基因传给自己的后代。医生正确的解答是(　　)。

A. 医生答应为其改造脸部五官基因,实施基因美容

B. 医生还答应帮助她改造寿命基因,促使其长寿

C. 医生告知基因研究成果的应用领域是疾病的治疗与预防

D. 医生告诉其美容成功后怀孕,可保证其优生

E. 医生答应可以帮助其实现所有想法

17. 青年参考转载美国《时代》周刊报道的 2008 年十大医学突破,其中基因图谱实现大众化,现在你只要花 399 美元,并提供少量唾液,就可以为自己绘一张基因图谱。科学家通过提取你的 DNA,然后复制并找寻已知的遗传变异。关于基因信息的认识正确的是(　　)。

A. 向公开姓名一样每个人都应公开自己的基因信息

B. 用人单位可以查验应聘者的基因信息

C. 保险公司可以查验投保者的基因信息

D. 基因信息不属于个人隐私,可以公开

E. 基因信息属于个人隐私,应该得到社会的尊重与保护

(三)B1 型题

(18~19 题共用备选答案)

A. 行善原则　　　　　　　　　　　B. 知情同意原则

C. 疗效最佳　　　　　　　　　　　D. 审慎原则

E. 公正原则

18.医生在高新科技的施行过程中应向患者及其家属详细说明技术应用的目的、益处、经济的费用、可能发生的结果、采取的保护措施等相关信息。这是在坚持高新科技在医学应用中的哪一项伦理原则（　　　）。

19.医生在应用高新科技时，每一次的实施都应小心仔细、一丝不苟，确保患者的健康利益。这是在坚持高新科技在医学领域的哪一项伦理原则（　　　）。

二、思考题

1.人体器官移植应该遵循什么伦理原则？

2.请问是否可以用克隆技术解决不育夫妇的繁衍后代问题？

3.人体干细胞研究引发了哪些伦理问题？

三、案例分析

1.据媒体报道，一家医学科研机构为进行人体干细胞研究，需要大量的流产胎儿，于是发布广告，此机构可以免费为妇女实施人工流产，于是许多人特意到此实施手术。

问题：(1)医学研究工作这样做对不对？

(2)你认为怎样做更好？

2.患者刘某，女，45岁，尿毒症晚期；患者郝某，男，18岁尿毒症晚期。他们同时为某家医院某科的住院患者，都在等待着难得的救命肾源。当患者刘某家属听说医院刚好得到一肾源时，找到医生赠送1万元红包。医生拒收。后来患者郝某家属听说刘某送红包之事，找到医院领导，坚决要求给其患者进行肾移植，否则就是因为医生收了患者刘某家的红包。

问题：(1)如果你是医生会怎么办？

(2)你怎样理解在器官移植分配时医生的责任？

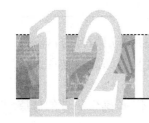

第十二章

医学伦理的教育、修养、评价与监督

 学习要点

1. 掌握：医学伦理教育的意义、过程、原则和方法；医学伦理修养的意义和方法；医学伦理评价的标准、依据和方式。

2. 熟悉：医学伦理修养的含义和境界。

3. 了解：医学伦理教育的含义；医学伦理监督的作用、方式和原则。

4. 培养医务人员对医学行为中美丑、善恶、是非等的判断能力，不断提高医德修养的自觉性。

第一节 医学伦理的教育与修养

一、医学伦理的教育

（一）医学伦理教育的含义

医学伦理教育，是指医学院校和医疗卫生单位为了使医学生和医务人员更好地履行医德义务，而有组织、有计划、有目的地对其进行系统的医学伦理基础理论和基本知识的教育，并施加优良医德医风的影响，使医学伦理的基本原则和规范内化为医学生和医务人员医德品质的过程。

（二）医学伦理教育的意义

1. 医学伦理教育是培养德才兼备的医务人员的重要基础 医务人员的培养和成才主要取决于医学技术和医学道德两个方面，这两个方面之间是紧密联系、相辅相成的。

2. 医学伦理教育是形成良好医德医风的重要环节 医德医风是一种无形的力量，它的好与坏，直接关系到医疗工作的水平和服务质量。

3. 医学伦理教育是促进医学科学健康发展的重要措施 医务工作者需要攻克许多医学难题，需要有以人为本、全心全意为人类健康服务的献身精神，不畏困难、顽强拼搏的毅力以及团结合作的团队意识。

4. 医学伦理教育是塑造医务人员人文精神的重要途径 医学伦理教育的目的不仅在于提高医务人员的认知能力、判断能力和选择能力，更重要的是要塑造医务人员的医学人文精神和人文关怀能力。

（三）医学伦理教育的过程

构成医德品质的基本要素是医德认识、医德情感、医德信念、医德行为和医德习惯五个方面，由此决定了医德教育一般要经过五个环节，即从提高医德认识开始，进而培养医德情感，锻炼医德意志，树立医德信念，最终养成良好的医德行为和习惯。

1. 提高医德认识　医德认识是指医务人员对医德伦理、原则和规范的感知、理解和掌握。

2. 陶冶医德情感　医德情感是指医务人员心理上对自己所承担的医德义务所产生的爱憎、好恶态度。

3. 锻炼医德意志　医德意志是指医务人员为了履行医德义务而克服内心障碍和外部困难的毅力和能力。

4. 树立医德信念　医德信念是指医务人员在医德活动中所建立起来的对医德义务发自内心的真诚信仰和强烈的责任感。

5. 养成良好的医德行为和习惯　医德行为是指医务人员在医德认识、情感和信念的支配下所采取的行动，养成良好的医德行为和习惯是医德教育的最终目的，它是衡量医务人员医德水平高低、医德水平好坏的客观标志。

（四）医学伦理教育的原则

医学伦理教育的原则是医学伦理教育实践经验的总结，是组织实施医学伦理教育的基本要求和重要依据，所以它应该贯穿于医学伦理教育的始终。

1. 目的性原则　医德教育必须有明确的目的性，否则就会迷失方向。医德教育的目的是培养具有高尚医德、全心全意为人民身心健康服务的医务工作者。

2. 实践性原则　实践性原则也叫知行统一原则或言行一致原则。理论是行动的先导，向医务人员传授医德理论、原则和规范，对其形成良好的医德品质有很重要的积极意义。

3. 主体性原则　对医务人员进行医德原则和医德规范认知教育是医德教育不可缺少的内容，但这些教育不是被动的灌输，而是受教育者在正确认识和接受的基础上对道德行为的主动选择。

4. 正面疏导原则　正面疏导原则是指在医德教育中，教育者从提高受教育者的医德认识入手，摆事实，讲道理，对受教育者进行正面引导，为其医德品质的形成指明方向。

5. 因人施教原则　因人施教原则是指在医德教育过程中，要坚持实事求是，具体问题具体分析。

（五）医学伦理教育的方法

医德教育的方法是人们在医德教育实践中不断摸索总结出来的。遵循医德教育的原则，运用多种有效形式，选择符合时代特点、灵动、有趣的方法，这对医德教育目的的实现有重要的作用。

1. 理论教育与实践活动相结合　通过课堂讲授、专题讲座、多媒体教学、案例分析、参观访问等形式，进行医德基本原则和医德规范的理论讲解，使受教育者获取医德知识，提高医德认识，增强其道德判断能力。通过实践锻炼，帮助医务人员更牢固地掌握医德知识，在实际医疗活动中培养其良好的医德行为和习惯。

2. 榜样示范与舆论扬抑相结合　利用人们对榜样的仰慕崇拜心理和模仿天性来进行医德教育，这是一种很有效的方法。

3. 集体影响与自我教育相结合　受教育者都生活在一定的集体环境中，大家相互影响，相互仿效。

二、医学伦理的修养

医学伦理修养是一种重要的医德活动形式，它不仅对个人的医德品质的形成具有重要意义，而且对整个行业的医德医风建设起着关键性的作用。

（一）医学伦理修养的含义

医学伦理修养又称为医德修养，是指医务人员在医学伦理方面所进行的自我教育、自我陶冶、自我锻炼以及在此基础上所达到的医德境界。

（二）医学伦理修养的内容

1. 医学伦理理论修养 医学伦理理论既是对医疗实践中伦理经验的概括和总结，又是医务人员医德行为的指南。

2. 医学道德意识修养 医务人员根据医学道德原则和规范的要求，对自己的思想和行为进行自查和反省，及时去除不良意识和观念，形成正确的医学道德意识，做到见贤思齐。

3. 医学道德情感修养 医学道德情感修养是在医学伦理修养的基础上，由医务人员的同情心、责任心和事业心等积淀而成，集中体现为医务人员实现医学专业精神、情感意志和能力。

4. 医学道德行为修养 医学道德的理论修养、意识修养和情感修养最终体现在医务人员的医疗行为上。

5. 医学伦理智慧修养 医学伦理智慧修养是一种相对完善的对医学伦理的认知和把握能力，是一种在道德困境和冲突中，仍能把握不易觉察的隐藏在深处最为关键的伦理问题的能力。

（三）医学伦理修养的境界

1. 极端自私的道德境界 具有这种境界的少数医务人员把医疗职业作为获得个人私利的手段，谋取个人私利的资本，对病人的态度完全取决于自己获得利益的多少。

2. 先私后公的道德境界 具有这种境界的人往往把个人利益看得很重，服务态度不稳定，责任心和服务质量时好时坏。

3. 先公后私的道德境界 具有这种医德境界的人是多数，也是我国现阶段绝大多数医务人员所要达到的境界。

4. 大公无私的道德境界 处于这种医德境界的医务人员虽然是少数，但是代表了医德修养的发展方向，是医德境界的最高层次，具有榜样的示范和导向作用。

（四）医学伦理修养的意义

1. 有利于提高医务人员的医德素质 提高医务人员的医德素质，既要靠外在的医德教育，也离不开医务人员自身的自我教育。

2. 有利于形成良好的医德医风 医德教育具有强烈的感染性和从众性。医疗卫生单位是一个多部门、多科室、多联系的集体。

3. 有利于提高医务人员的医德评价能力 医学伦理修养和医德评价的关系十分密切，医德评价能力是医德修养中的重要因素。

4. 有利于促进整个社会的精神文明建设 医疗卫生工作关系到人们的生老病死，联系到社会的千家万户，是社会系统中的一个重要组成部分。

（五）医学伦理修养的途径和方法

医学伦理修养的提高不是自发产生的，而要经过后天的教育培养才能逐步形成。加强医学伦理修养的途径和方法主要有以下八个方面。

1. 掌握理论　医务人员进行医学伦理修养，必须要积极学习医学伦理知识，掌握基本的医德规范要求，了解社会发展和医学进步对医德建设提出的新要求。

2. 躬亲实践　参加社会实践，是医学伦理修养的主要方法，也是培养医务人员良好的医德品质，达到高层次的医德境界的根本途径。

3. 榜样示范　利用人们对心中道德楷模的仰视崇拜心理，影响和引导医务人员向榜样学习，达到感染和激励的效果。在运用榜样示范时，应注意用现实生活中的典型案例进行引导，使受教育者既感到亲切，又乐于接受。

4. 学思结合　医德修养是一个不断反思、不断总结与提高的过程。在这个过程中，医务工作者要经常地、自觉地对照医德理论和医德规范要求，反思自己在医德行为中的得失，并勇于克服自己的不足。

5. 舆论扬抑　通过社会、集体舆论的力量，扬善抑恶，形成医务人员鲜明的是非、善恶观念，使其达到控制和调节自己医德行为的目的。

6. 重在自觉　医学伦理修养是一个自我解剖、自我斗争、自我改造、自我提高的过程。在这个过程中，外部的条件和影响虽然起到一定的作用，但关键还在于个人是否有高度的自觉性。

7. 持之以恒　高尚的医德品质的形成，既非一蹴而就，也不能一劳永逸。特别是在履行医德义务遇到这样那样的困难和阻力，经过各种各样的诱惑时，更需要医务人员具有坚强的意志、毅力和勇气。

8. 力求"慎独"　医德中的慎独是指医务人员在单独工作，无人监督时，仍能坚持医德信念履行医德原则和规范。

第二节　医学伦理的评价与监督

一、医学伦理的评价

医学伦理评价是医德实践活动的重要形式，它把医德理论、医德规范和医德实践三者有机地联系起来。正确开展医学伦理评价，对树立良好的医德医风，促进医德水平的提高，推进社会主义精神文明建设，具有十分重要的意义。

(一) 医学伦理评价的含义

医德伦理评价是人们依据一定的医德标准，对医务工作者和医疗卫生单位的职业行为和活动作出道德与不道德的评判。医学伦理评价有两种类型，一种是社会评价，另一种是自我评价。

(二) 医学伦理评价的作用

1. 裁决作用　依据医学伦理原则和规范，对医务工作者的行为进行善恶、荣辱的评价和裁决，促使医务工作者自觉地从善避恶。

2. 调节作用　当自己的医学伦理行为受到社会舆论或自我良心的肯定或否定时，医务人员就会产生不同的心理感受。

3. 教育作用　医学伦理评价活动是一种生动、具体的医德教育活动。

4. 促进作用　医学伦理评价是一个扬善抑恶的过程，它有利于促进良好医风的形成；同时在医学科技的发展过程中，常常会遇到一些和传统伦理观念相矛盾的难题。

（三）医学伦理评价的标准

目前我国医学伦理学界一般认为,医学伦理评价的客观标准主要有以下三条:

1. 疗效标准　即医疗行为是否有利于患者疾病的缓解、痊愈。这是评价和衡量医务人员医疗行为是否符合道德以及道德水平高低的根本标准。

2. 科学标准　即医疗行为是否有利于医学科学的发展和进步。医学的目的是维护人的生命和增进人类健康,这就需要积极地开展科学研究。

3. 社会标准　即医疗行为是否有利于人群的健康和可持续发展,是否有利于人类生存环境的保护和改善。

以上三条标准是密切相连、不可分割的有机整体,其实质是维护病人身心健康和利益,在根本上是一致的。

（四）医学伦理评价的依据

医务人员的行为总是在一定的动机和目的的支配下采取相应手段进行的,并产生一定的效果。医学伦理学把医务工作者在医学行为中的动机和效果、目的与手段的统一作为医学伦理评价的依据。

1. 动机与效果的统一　动机是指行为前的主观愿望或意向,效果是人的行为产生的后果。一般情况下,动机和效果是一致的。好的动机带来好的效果,坏的动机带来坏的效果,这种情形下容易对医德作出判断。

2. 目的与手段的统一　医学目的是指医务人员期望达到的一定目标。医学活动的目的可分为道德的目的和不道德的目的。医学手段是指医务人员为达到某种目的所采取的各种办法。

（1）一致原则:即治疗手段与病情程度发展相一致。坚持实事求是、对症下药,任何大病小治或小病大治的行为都是违背医德原则的。

（2）有效原则:即选用的医学手段,应是经过医学实践证明是有效的。

（3）知情同意原则:为了达到治疗目的,医务人员应把将要采取的治疗方案包括治疗的手段、各种措施和预后的工作等都如实告诉病人或家属,并征得其同意。

（4）最佳原则:其一,手段最佳,即在当时当地技术水平和条件下是最佳的;其二,安全可靠,毒副作用和损伤最小;其三,痛苦最少;其四,耗费最少。

（5）社会原则:即治疗手段的选择要考虑社会效果,应符合社会和公众利益。

（6）伦理原则:医疗行为的选择,应达到技术性和伦理性的统一。

（五）医学伦理评价的方式

1. 社会舆论　社会舆论是指公众对某种社会现象、事件或行为的看法和态度。社会舆论可分为两类,一类是有组织的正式舆论,它通过各种宣传工具,广泛宣传某种思想和行为,是自觉形成的,具有权威性强、覆盖面广等特点。另一类是非正式舆论,是人们根据传统习俗和经验自发形成的,是社会人群对周围的人或事发表的言论,具有分散性和随意性的特点,传播的范围有限。

2. 传统习俗　传统习俗是指人们在长期的社会生活过程中逐渐形成和沿袭下来的一种稳定的、习以为常的行为倾向。

3. 政府监督　政府监督是指政府卫生主管部门及统计、监察等职能部门按照统一制定的要求及评价指标体系,定期对相关医疗单位进行考核评价,并将考核结果内部发文通报或公开见报。

4.内心信念 医务人员的内心信念是指医务人员发自内心地对医德原则、规范和医德理想的正确性和崇高性的笃信,以及由此产生实现相应医德义务的强烈责任感。

在医学伦理评价中,社会舆论、传统习俗、政府监督和内心信念几种方式是密切联系、相互补充和相互促进的,它们是医学伦理评价的有机整体。

(六) 医学伦理评价的方法

医学伦理评价的方法是指在进行医德评价时所采取的操作步骤和方法。一般有定性评价和定量评价两种。

1.医德的定性评价 医德的定性评价是指在一定范围、环境、条件或时限内,通过社会评价、组织评价、病人评价、同行评价、自我评价等多种形式,对医务人员的医德行为给予定性的评价。

对获得的定性评价信息,可以按照"很满意、满意、比较满意、不满意、未表态"和"高尚、良好、一般、不良、低劣"两种形式,经过统计分析,作出评价处理。

(1) 听取病人反映是最直接、最具体、最普遍和最有效的一种方法:病人亲身感受医疗单位或医务人员的医德服务,是医德最具权威的评价者。

(2) 听取同行反映也是定性评价的好办法:同行之间可以利用相同的工作、相同的专业和相同的工作环境,较为真实准确地反映出医德状况,彼此能从专业的角度具体分析医疗行为是否符合医德要求。

(3) 自我评价是实施医德评价的重要方法:自我评价就是将医德标准具体化,对照自身进行反省和剖析,以便医务人员能按照医德标准思想和工作。

2.医德的定量评价 医德的定量评价是指把医德所包含的具体内容加以量化,经过系统分析得出较为客观的评价结论。

医德定量评价方法主要有四要素评价法、百分制评分法和综合指数法三种。

二、医学伦理的监督

医务人员高尚医德品质的形成,离不开一定的约束和监督。在加强社会主义医德医风建设中,医德监督是不可缺少的重要因素。

(一) 医学伦理监督的含义

医德监督是指通过各种有效的途径和方法,去检查、评估医疗机构及医务人员的医疗卫生行为是否符合医德原则和行为规范,从而监督其树立良好医德医风的活动。

(二) 医学伦理监督的作用

在医疗卫生部门广泛持久地开展医学伦理监督活动,具有重要的意义和作用。

1.医学伦理监督是搞好医德医风建设的重要保证 开展医学伦理监督是纠正医疗行业不正之风、提高医学伦理教育效果的一种有力手段。

2.医学伦理监督是培养医务人员良好医德品质的重要条件 医务工作者医德品质的形成是一个由他律向自律的转化,是由外化向内化演进的过程。

(三) 医学伦理监督的方式

1.舆论监督 舆论监督是一种直接、快捷、震慑力大、影响面广的医德监督实施方式。在我国有组织、有领导、有目的地形成舆论监督,是构成医德监督的主要组成部分,对医务人员行为起着积极的导向作用。人们自发形成的舆论监督经常成为前者的必要补充,并受其支配、影响和制约,同样对医务人员的医德发展起约束和导向作用。

2.制度监督　依据医德原则和规范,建立健全有关医德医风建设的规章制度,使医务人员的行为有章可循,违章必究,奖惩有据,奖罚分明,这是强化约束机制,规范行业行为,加强医德监督的重要措施。

3.社会监督　社会监督又称群众监督。动员广大人民群众直接参与医学伦理监督,这是近年来医疗卫生部门实施医学伦理监督改革的重要举措。

4.自我监督　自我监督是医务人员以医德原则和规范为标准,自我检查、自我约束、自我改造的过程。在医疗实践中,医务人员的许多工作是在没有他人监督下进行的,社会舆论、规章制度等监督手段是很难直接发生作用的。

(四)医学伦理监督的原则

1.综合监督原则　即舆论监督、制度监督、社会监督和自我监督相结合的原则。

2.坚持标准原则　医学伦理监督的标准就是人民群众的健康利益,即医疗标准、科学标准和社会标准。

3.民主监督原则　医学伦理监督必须注重发扬民主,动员人民群众和社会各界广泛参与,对涉及医务人员违反医学伦理规范的群众来信来访和新闻媒体的批评要妥善处理。

4.教育原则　对医务人员的医学伦理过失不能简单地惩处了事,最重要的是要从积极的方面给予疏导、教育和引导,使之从过失中吸取教训,积极遵守医学伦理规范。

(夏　曼)

练 习 题

一、选择题

(一)A1型题

1.关于医学伦理教育和医学伦理修养的关系,下面认识错误的是(　　)。

A.医学伦理教育是社会对医务人员进行的医学品德修养活动

B.通过医学伦理教育,将社会的医学道德规范传授给医务人员

C.医学伦理修养是医务人员进行的医学品德培养活动

D.医学伦理教育和医学伦理修养必然发生冲突

E.医学伦理教育是进行医学伦理修养的前提和基础

2.对医德评价的意义,理解不正确的是(　　)。

A.表明评价者个人的喜好

B.形成健康的医德氛围

C.调节医学人际关系

D.有助于将外在医德规范内化为医务人员的信念

E.有助于指导医务人员选择高尚的医德行为

3.评价医德行为善恶的根本标准是(　　)。

A.患者意见

B.患者家属的意见

C.新闻媒体的认定

D.有利于患者、有利于医学发展、有利于生存环境的改善

E.社会主义医德规范体系

（二）A2 型题

4. 某医院护士在给患者打针时，误将三床患者的药物注射到二床患者身上，她发觉错误后，立即报告护士长，并及时采取了补救措施，患者没有出现过敏反应。事后她作了深刻的自我反省，并写下保证，决心从错误中吸取教训，不再发生类似的错误。以后的实践证明，该护士的责任心有了很大的提高。这个事例说明（　　）。

    A. 加强医学伦理评价非常重要

    B. 进行医学伦理监督非常重要

    C. 提高医学伦理修养十分重要

    D. 强化医学伦理意识不需要法律手段

    E. 提高医学伦理修养必须要重视医务工作者的个体自觉性

5. 一名 8 岁小孩因扁桃体发炎需要做手术。某医生为捞取额外收入，在正常上班时间擅自到患者家中进行手术。为了尽快做完手术，既未对小孩进行体温等常规检查，也未使用有关药物，当小孩出现危险后又缺乏必要的抢救器材和药品，最后导致小孩因窒息而死亡。这一事例反映出（　　）。

    A. 技术落后是产生医疗事故的主要原因

    B. 医德培养对医务人员起不到制约作用

    C. 市场经济对医德建设具有负面影响

    D. 医德修养对医疗实践中诊疗工作的顺利进行起着重要作用

    E. 诊疗过程中存在着许多突发事件

（三）B1 型题

（6～8 题共用备选答案）

    A. 榜样示范   B. 正面疏导

    C. 慎独   D. 动机与效果的统一

    E. 理论与实践相结合

6. 张医生上班经常缺席，工作马虎，科室主任知道后不是简单的给予处罚，而是多次耐心地找他谈心，帮助他明白道理，使之改正缺点。从医德教育的原则看，科室主任坚持的是（　　）。

7. 在医德教育活动中，某科室通过播放白求恩、林巧稚、钟南山等优秀白衣战士的高尚事迹，激励广大医务工作者大力弘扬勇于奉献的精神。这种教育方法是（　　）。

8. "勿以善小而不为，勿以恶小而为之"，强调医德修养要坚持的一个重要方法是（　　）。

（9～11 题共用备选答案）

    A. 医学伦理教育   B. 医学伦理修养

    C. 医学伦理评价   D. 医学伦理实践

    E. 医学伦理习惯

9. 培养全面、合格的医学人才的重要手段是（　　）。

10. 对医疗单位和医务人员行为进行善恶、美丑判断的方式是（　　）。

11. 医学伦理教育的最终目的是（　　）。

二、思考题

1. 试述医务人员追求"慎独"的意义，如何培养医务人员的"慎独"精神？

2. 近几年，为加强医德建设，促进社会主义医疗卫生事业健康、快速的发展，许多医疗卫生单位广泛开展了医德评价和监督活动。假若你是医疗单位的负责人，将会采取哪些方式加强医德监督活动？

三、案例分析

1. 某医院举办医德建设座谈会，部分医生、护士、行管干部参加了座谈。张医生认为："学校医学伦理老师讲授的有关医学道德'大道理'，在今天市场经济背景下，很难成为现实。从道理上讲，老师们说的都对，但现实情况却是另外一回事，作为医生关键要有过硬的技术，其他方面是次要的……"李护士说："护士是患者接触最多的医务人员，护士的医德也很重要。伦理课上，老师讲的很多伦理知识，听时感觉枯燥乏味，但在实际工作中我们却深深体会到它的重要性和实用性。如对护患双方权利和义务的正确理解，护患情感和信任的建立、维持等都需要我们在实践中用心体会才能做好……"。医务科王科长说："良好医德的养成，既要靠学校和单位的医学伦理教育，还要靠社会各方面对医德建设的必要监督，更离不开医务人员在医疗实践中自我教育、自我改造、自我提高的修养过程，靠医务人员在实践中严格遵守医德规范，严格要求自己的言行……"。请根据所学伦理知识对以上观点进行分析。

2. 某医院急诊收治一名脑出血患者行开颅手术，术后连夜送到重症监护室。值班护士仔细护理患者并随时监测生命特征。凌晨5时，护士发现患者突然出现呼吸急促、双瞳孔不等大等异常现象，迅速向值班医生报告，并打开呼吸机，做好二次手术的准备。后经开颅发现，患者脑部又有一动脉破裂出血。由于发现及时，医护密切配合抢救，患者得救。请对该事件中医护人员的医疗行为进行医学伦理评价。

第一章　医学与医学伦理学

「考纲要求」

1. 医学伦理学及其与医学实践的关系

（1）医学伦理学的学科性质。

（2）"医乃仁术"，医师应是医德高尚的人。

（3）医学实践的道德内涵。

2. 医学模式转变的伦理意义

（1）生物 - 心理 - 社会医学模式的确立是医学道德进步的重要标志。

（2）生物 - 心理 - 社会医学模式对医师职业道德的要求。

3. 市场经济条件下的医学与医学伦理学

（1）市场经济对医学实践的正、负效应。

（2）在社会主义市场经济条件下加强医学伦理学教育的必要性。

「考点纵览」

1. 医学伦理学的三个特征是：实践性、继承性和时代性。

2. 医学伦理学的任务是：反映社会对医学的需求、为医学导向、为符合道德的医学行为辩护。

3. "医乃仁术"，道德是医学的本质，是医疗卫生工作的目的。

4. 医学模式的转变是医德进步的标志。从古至今，医学模式的发展经历了 3 个阶段：自然哲学（经验）模式、生物模式、生物 - 心理 - 社会模式。

5. 生物 - 心理 - 社会医学模式对医师的职业道德提出了更高的要求。不仅要关心病人的躯体、个人，更要关心心理、家庭、社会等人文因素。

6. 在社会主义市场经济条件下加强医学伦理学教育的意义有 4 个方面。

「历年考题点津」

1. 关于医学伦理学的任务，错误的是

　　A. 反映社会对医学的需求

　　B. 为医学的发展导向

　　C. 为符合道德的医学行为辩护

　　D. 努力解决医学活动中产生的伦理问题

　　E. 满足患者的所有要求和利益

答案：E

2. 关于生物 - 心理 - 社会医学模式，下述提法中错误的是

　　A. 人们关于健康和疾病的基本观点

　　B. 医学道德进步的重要标志

　　C. 医学临床活动和医学研究的指导思想

D. 医学实践的反映和理论概括

E. 对医德修养和医德教育的最全面认识

答案：E

3. "医乃仁术"是指

A. 道德是医学的本质特征 B. 道德是医学活动中的一般现象

C. 道德是医学的非本质要求 D. 道德是医学的个别性质

E. 道德是个别医务人员的追求

答案：A

4. 从伦理学上分析，生物 - 心理 - 社会医学模式取代生物医学模式在本质上反映了

A. 医疗技术的进步 B. 以疾病为中心的医学观念

C. 医学道德的进步 D. 重视人的心理健康

E. 重视人的内在价值

答案：C

第二章 医学伦理学的规范体系

「考纲要求」

1. 医学伦理学的基本原则：①不伤害；②有利；③尊重；④公正。

2. 医学伦理学的基本规范

（1）医学伦理学规范的本质、形式。

（2）医学伦理学规范的内容（1988 年卫生部颁布的《医务人员医德规范及实施办法》）。

3. 医学伦理学的基本范围：①权利与义务；②情感与良心；③审慎与保密。

「考点纵览」

1. 对不伤害原则的理解，不应仅局限于对躯体的不伤害，还要想到对精神的不伤害。

2. 当不伤害原则有时会与其他原则发生冲突时，要抓主要矛盾来选择运用。

3. 有利原则的前提条件。

4. 当有利原则有时会与其他原则发生冲突时，要抓主要矛盾来选择处理。

5. 履行尊重原则决不意味要放弃医务人员自己的责任。履行尊重原则的重点有 4 项。

6. 公正原则包括：分配性质的公正和服务态度的公正两个部分。

7. 医德规范的本质是医务人员的医德意识和医德行为的具体标准。

8. 医德规范的形式："哪些应该做，哪些不应该做"，如戒律、宣言、誓词、法典、守则等。

9. 医德规范的主要内容：①医务人员医德规范及实施办法；②中国医学生誓言。伦理医学和政治法律所指的权利与义务之间的关系有区别。

10. 牢记医生具有的 7 项权利，医生在行使权利时表现出的 3 个特点。

11. 医生特殊干涉权及其应该如何正确使用医生的特殊干涉权。

12. 医生的道德义务（9 条）。

13. 医德情感包括 3 个内容：同情心、责任感、事业感。一个比一个层次升华，理性内涵增加。

14. 建立医德情感的基础是对病人的高度负责；前提是不计较个人利益。

15. 医务人员的良心是医德感情的演化，是强烈的道德责任感和自我评价能力。

16. 医务人员的良心可以产生对行为的监督、激化和能动作用。

17. 审慎的本质是一种智慧与良好道德品质的表现。医疗审慎主要体现在行为前的周密思考和行为过程的细心、周到、一丝不苟。

18. 保密与隐私的区别。

19. 医疗保密的内容。医疗保密的重要性。

「**历年考题点津**」

(1~3 题共用备选答案)

    A. 有利、公正   B. 权利、义务

    C. 廉洁奉公   D. 医乃仁术

    E. 等价交换

1. 属于医学伦理学基本范畴的是

答案：B

2. 属于医学伦理学基本原则的是

答案：A

3. 属于医学伦理学基本规范的是

答案：C

4. 关于医务人员的同情感，错误的是

    A. 它是医务人员发自内心的情感

    B. 它是促使医务人员为患者服务的原始动力

    C. 它是医德情感内容中低层次的情感

    D. 它是责任感的基础

    E. 它比责任感具有较大的稳定性

答案：E

5. 在下列各项中，对病人不会造成伤害的是

    A. 医务人员的知识和技能低下

    B. 医务人员的行为疏忽和粗枝大叶

    C. 医务人员强迫病人接受检查和治疗

    D. 医务人员对病人呼叫或提问置之不理

    E. 医务人员为治疗疾病适当地限制或约束病人的自由

答案：E

6. 关于医德情感，正确的说法是

    A. 它与医德义务无关   B. 它以医务人员个人的需要为前提

    C. 它应能满足病人的一切需要   D. 它是医务人员的盲目冲动

    E. 它是医务人员内心体验的自然流露

答案：E

7. 医务工作者崇高的职业道德境界

    A. 只体现在认识疾病的活动中

    B. 只体现在治疗疾病的活动中

    C. 只体现在认识疾病、治疗疾病的活动中

    D. 只体现在家庭生活中

    E. 与医学研究无关

答案：C

8. 在下述各项中，不符合有利原则的是
    A. 医务人员的行动与解除病人的疾苦有关
    B. 医务人员的行动使病人受益而可能给别的病人带来损害
    C. 医务人员的行动使病人受益而会给家庭带来一定的经济负担
    D. 医务人员的行动可能解除病人的痛苦
    E. 受病人或家庭条件的限制，医务人员选择的诊治手段不是最佳的
答案：B

9. 公正不仅指形式上的类似，更强调公正的
    A. 本质　　　　　　B. 内容　　　　　　C. 基础
    D. 内涵　　　　　　E. 意义
答案：B

10. 医学伦理学的特征之一是
    A. 灵活性　　　　　B. 集体性　　　　　C. 继承性
    D. 组织性　　　　　E. 非规范性
答案：C

11. 关于道德权利，下述提法中正确的是
    A. 道德权利都是法律权利
    B. 道德权利是依法行使的权力和应享受的利益
    C. 道德权利是法律权利的后盾
    D. 道德权利与道德义务是对应的
    E. 道德权利是尽道德义务的前提
答案：D

12. 关于医德良心，下述提法中错误的是
    A. 医德良心是对道德情感的深化
    B. 医德良心是对道德责任的自觉认识
    C. 医德良心在行为前具有选择作用
    D. 医德良心在行为中具有监督作用
    E. 医德良心在行为后具有社会评价作用
答案：C

13. 医学伦理学最古老、最有生命力的医德范畴是
    A. 医疗保密　　　　B. 医疗公正　　　　C. 医疗权利
    D. 医疗荣誉　　　　E. 医疗义务
答案：E

(14～16题共用备选答案)
    A. 医生对病人的呼叫或提问给予应答
    B. 医生的行为使某个病人受益，但却给别的病人带来了损害
    C. 妊娠危及母亲的生命时，医生给予引产
    D. 医生给病人实施粗暴性的检查
    E. 医生尊重病人是指满足病人的一切要求

14. 上述各项中属于医生违背不伤害原则的是

答案：D

15. 上述各项中属于医生违背有利原则的是

答案：B

16. 上述各项中属于医生违背尊重原则的是

答案：E

（17～18题共用备选答案）

    A. 一些医院片面追求最大利益，一些医务人员把医疗权力，技术当作牟取个人不正当利益的手段

    B. 医疗服务不但要立足于现实，而且要立足于发展

    C. 在行为前选择，在行为中监督，在行为后评价

    D. 不将危重疾病的真实情况告诉患者

    E. 在医疗服务中用尊称、敬称

17. 属于保密内容的是

答案：D

18. 属于良心作用的是

答案：A

第三章　医患关系

「考纲要求」

1. 医患关系的性质：①医患关系是契约关系；②医患关系是信托关系。

2. 医患关系中病人的道德权利与道德义务：①病人的道德权利；②病人的道德义务。

3. 医患关系的发展趋势与医学道德。

（1）医患关系的民主化趋势对医德的要求。

（2）医患关系的法制化趋势对医德的要求。

（3）医患关系的物化趋势对医德的要求。

「考点纵览」

1. 医患关系既是一种契约关系，又是一种信托关系。随着社会的发展，现在已经逐渐形成了一种复杂的社会关系。

2. 病人的道德权利有：①基本医疗权（包括认知权）；②知情同意权和知情选择权；③保护隐私权；④休息与免除社会责任权。

3. 病人的保密权一旦与他人或社会的利益发生矛盾，有时要由医生的干涉权来调整，以确保人民的利益为重。

4. 有时病人的免除社会责任权是有一定限度的。

5. 病人的道德义务有：①提供病情与有关信息；②在医生的指导下与医生积极配合；③遵守医院的各项规章制度；④支持医学生的实习和医学研究。

6. 医患关系发展的三种趋势：民主化、法制化和物化。医患关系发展中出现的物化趋势可能带来负面影响。

「历年考题点津」

1. 最能反映医患关系性质的表述是一种

A. 陌生人关系　　　　　　　　　　B. 信托关系

C. 主动 - 被动关系　　　　　　　　D. 类似父子的关系

E. 商品关系

答案：B

2. 医患之间的道德关系是

A. 主从关系　　　　　　　　　　　B. 商品关系

C. 信托关系　　　　　　　　　　　D. 陌生关系

E. 私人关系

答案：C

3. 关于病人的道德权利，下述提法中正确的是

A. 病人都享有稀有卫生资源分配的权利

B. 病人都有要求开假条休息的权利

C. 医生在任何情况下都不能超越病人要求保密的权利

D. 病人被免除社会责任的权利是随意的

E. 知情同意是病人自主权的具体形式

答案：E

第四章　医务人员之间的关系

「考纲要求」

1. 正确处理医务人员之间关系的意义：①有利于医学事业的发展。②有利于医院集体合力的发挥。③有利于医务人员的成才。④有利于建立和谐的医患关系。

2. 正确处理医务人员之间关系的道德原则：①共同维护病人利益和社会公益。②彼此平等、互相尊重。③彼此独立、互相支持和帮助。④彼此信任、互相协作和监督。⑤互相学习、共同提高和发挥优势。

「考点纵览」

1. 搞好医务人员之间关系的意义在于：①促进医学事业的发展；②有利于医院集体合力的发挥；③有利于医学人才的成长；④有利于和谐的医患关系的建立。

2. 正确处理医务人员之间关系的道德原则是：①共同维护病人与社会的利益；②彼此平等、互相尊重；③彼此独立、互相支持和帮助；④彼此信任、互相协作与监督；⑤互相学习、共同提高和发挥优势。

3. 医务人员的工作既要相对独立，又要相互支持。医务人员之间彼此信任是互相协作的基础和前提。

「历年考题点津」

1. 医务人员共同的首要义务和天职是

A. 维护病人的利益和社会公益　　　B. 维护医务人员和医院的声誉

C. 维护医务人员和医院的经济效益　　D. 维护医务人员和医院的自身利益

E. 维护医务人员之间、医院间的和谐

答案：A

2. 下列各项中，不利于医院整体效应发挥的是群体间的

A. 互补　　　　　　　B. 师承　　　　　　　　C. 控制

D. 离心 E. 合作
答案：D

第五章　医德修养与医德评价

「考纲要求」

1. 医德修养：①医德修养的意义；②医德修养的内容；③医德修养的途径和方法。

2. 医德评价：①医德评价的意义；②医德评价的标准；③医德评价的依据；④医德评价的方式。

「考点纵览」

1. 医德修养的意义在于：提高本人的医德素质；形成医院的良好医风；促进社会的精神文明建设。

2. 医德评价的意义在于：提高医务人员的道德水平；建立医疗机构的医德医风；促进卫生事业的改革。

3. 医德评价标准包括：①有利；②自主；③公正；④互助。

4. 医德评价的依据要坚持：动机与效果、目的与手段的辩证统一。

「历年考题点津」

1. 不属于医学伦理学原则的是
    A. 有利 B. 公正 C. 不伤害
    D. 克己 E. 尊重
答案：D

2. 在医疗实践中，医务人员应具备的最起码医德情感是
    A. 克己 B. 正直 C. 同情
    D. 有利 E. 公正
答案：C

3. 医务人员的共同义务和天职是
    A. 彼此平等，相互尊重
    B. 彼此独立，相互支持和帮助
    C. 彼此信任，相互协作和监督
    D. 共同维护病人的利益和社会公益
    E. 相互学习，共同提高和发挥优势
答案：D

4. 医德修养要坚持
    A. 集体性 B. 组织性 C. 实践性
    D. 强制性 E. 机动性
答案：C

第六章　医学研究与医学道德

「考纲要求」

1. 人体实验的道德原则

(1) 有利于维护和提高人类的健康水平以促进医学科学发展的原则。

（2）知情同意的原则。

（3）维护受试者利益的原则。

（4）严谨的科学原则。

2．受试者的选择

（1）对受试者的负担和受益要公开分配。

（2）特别关照参加实验的弱势人群的权益。

3．资料的保密

（1）对研究资料保密。

（2）医生与病人之间的保密。

（3）研究者与受试者之间的保密。

4．意外损伤的赔偿

（1）因参加实验而意外损伤者有权获得公平的赔偿。

（2）死亡者家属有权获得赔偿。

（3）可预见的不良反应不在赔偿之列。

5．审查程序

（1）研究前必须交伦理委员会审查。

（2）获得委员会批准后方可开始研究。

「考点纵览」

1．医学人体实验研究的道德原则主要依据的是《纽伦堡法典》和《赫尔辛基宣言》。

2．医学人体实验的基本道德原则有：①为提高人类的健康和医学发展；②知情同意；③维护受试者利益；④严谨的科学性。

3．在人体实验中维护受试者利益的做法是：①先进行动物实验；②对可能出现的意外有足够的估计和处理办法；③出现问题立即终止；④要有专家参与或指导。

4．受试者选择要坚持公平原则，具体内容是负担要公平，利益要公平。特别对弱势人群更应注意此点。

5．医学人体实验一旦出现意外损害，什么情况下要赔偿，什么情况下不赔偿？凡要进行医学人体实验都要经过伦理委员会的审批。

第七章 生命伦理学的若干问题

第八章 医学伦理学文献

「考纲要求」

1．人类辅助生殖技术

（1）人类辅助生殖技术的伦理问题。

（2）我国实施人类辅助生殖技术的伦理原则。

2．器官移植

（1）器官移植的伦理问题。

（2）器官移植的准则与医师的道德责任。

3．基因诊断和基因治疗

（1）基因诊断、治疗的伦理问题。

（2）基因诊断、治疗的伦理原则。

4．人类胚胎干细胞的研究和应用

（1）人类胚胎干细胞研究和应用的伦理道德问题。

（2）人类胚胎干细胞的研究和应用的伦理原则。

5．临终关怀

（1）临终关怀的伦理意义。

（2）临终关怀的道德要求。

6．脑死亡

（1）脑死亡的哈佛标准。

（2）执行脑死亡标准的伦理意义。

7．安乐死

（1）主动安乐死与被动安乐死的区别。

（2）安乐死的伦理争议。

（3）国际安乐死的立法状况。

「考点纵览」

1．实施辅助生殖技术可能引发的伦理道德问题。

2．我国卫生部颁布的有关辅助生殖技术的道德原则有：①知情同意；②互盲与保密；③维护双方和后代利益；④维护社会公益；⑤严防商品化；⑥成立医学伦理委员会。

3．有关器官移植的伦理道德问题有哪些？

4．当前，我国的器官移植道德准则是参考1986年国际移植学会发布的有关准则。

5．活体捐赠肾脏的7项准则内容。分配尸体器官的7项准则内容。

6．在器官移植工作中，医师的道德责任主要分为5个方面：活体捐赠器官方面的；尸体捐赠器官方面的；器官分配方面的；接受者方面的；有关商业活动方面的。

7．基因诊断与治疗可能导致出现的伦理道德问题会有哪些？

8．在进行基因诊断与治疗时，应该遵循的道德原则有：①尊重病人；②知情同意；③有益于病人；④保守秘密。

9．在什么条件下，允许将基因缺陷病人的病情进行适当的公布？

10．人类的胚胎是人类的生物学生命，应该得到尊重，但是胚胎不能与人完全等同对待。对人类胚胎干细胞的研究是为了人类的利益，是对生命的最大尊重。

11．人类干细胞研究应该遵循的伦理道德原则有：①尊重；②知情同意；③安全有效；④防止商品化。

12．临终关怀的伦理道德意义表现为：①人道主义的升华；②生命神圣、质量与价值的统一；③人类文明的进步和生死观念的更新。

13．实施临终关怀的医务人员提出的道德要求有6条。

14．脑死亡的哈佛标准：①反应全部消失；②自主运动和自主呼吸消失；③诱导反射消失；④脑电波平直。宣布脑死亡的附加条件是：①连续观察24小时，并反复观察、测试；②排除体温过低和服用中枢神经抑制剂。

15．积极（主动）安乐死与消极（不主动）安乐死的主要区别。哪一种安乐死的争议较大？支持与反对安乐死的人都提出了不同的论点。在世界上有立法执行安乐死的国家。

16．在《希波克拉底誓言》中，对后世有较大影响的是：①不伤害原则；②为病人利益原则；③保密原则。孙思邈提出的"大医精诚"的基本内涵。

17. 毛泽东同志在《纪念白求恩》一文中号召学习白求恩同志的国际主义和共产主义精神，学习毫无自私自利，对工作极端负责，对同志、对人民极端热忱，对技术精益求精的精神。《纽伦堡法典》是全世界遵循的进行人体实验的行为规范。《赫尔辛基宣言》是一份包括以人作为受试对象的生物医学研究的伦理原则和限制条件，也是关于人体实验的第二个国际文件，比《纽伦堡法典》更加全面、具体和完善。《夏威夷宣言》制定了精神科医生的道德准则。

「历年考题点津」

1. 我国卫生部规定，一名供精者的精子最多只能提供给

　　A. 8 名妇女受孕　　　　　　　　　B. 6 名妇女受孕

　　C. 15 名妇女受孕　　　　　　　　D. 5 名妇女受孕

　　E. 10 名妇女受孕

答案：D

2. 在我国实施人类辅助生殖技术，下列各项中违背卫生部制定的伦理原则的是

　　A. 使用捐赠的精子　　　　　　　　B. 使用捐赠的卵子

　　C. 实施亲属代孕　　　　　　　　　D. 实施卵胞浆内单精注射

　　E. 使用捐赠的胚胎

答案：C

3. 临终关怀的根本目的是为了

　　A. 节约卫生资源　　　　　　　　　B. 减轻家庭的经济负担

　　C. 提高临终病人的生存质量　　　　D. 缩短病人的生存时间

　　E. 防止病人自杀

答案：C

4. 世界上第一个安乐死合法化的国家是

　　A. 澳大利亚　　　　　B. 挪威　　　　　　　C. 比利时

　　D. 新西兰　　　　　　E. 荷兰

答案：E

(5～7 题共用备选答案)

　　A. 以健康人或病人作为受试对象

　　B. 实验时使用对照和双盲法

　　C. 不选择弱势人群作为受试者

　　D. 实验中受试者得到专家的允许后可自由决定是否退出

　　E. 弱势人群若参加实验，需要监护人的签字

5. 能体现人体实验知情同意的是

答案：E

6. 不能体现知情同意的是

答案：A

7. 能体现人体实验科学原则的是

答案：B

(8～10 题共用备选答案)

　　A. "上以疗君亲之疾，下以救贫贱之厄"。

B."若有疾厄来求救者，不得问其贵贱贫富、长幼妍媸、怨亲善友、华夷愚智，普同一等，皆如至亲之想……"

C."病人对某些科学研究拒绝参加时，绝对不能使医生和病人之间的关系受到影响或妨碍。"

D."我决心竭尽全力除人类之病痛，助健康之完美，维护医术的圣洁和荣誉。"

E."凡我所耳闻目睹的关于人们的私生活，我决不到处宣扬，我决不泄露作为应该守密的一切细节。"

8. 出自《大医精诚》的是

答案：B

9. 出自《希波克拉底誓言》的是

答案：E

10. 出自《赫尔辛基宣言》的是

答案：C

11. 关于人体实验的国际性著名文件是

　　A.《夏威夷宣言》　　　　　　　B.《赫尔辛基宣言》

　　C.《希波克拉底誓言》　　　　　D.《东京宣言》

　　E.《悉尼宣言》

答案：B

12. 最先提出"不伤害原则"的西方医学家是

　　A. 希波克拉底　　　　　　　　B. 盖伦

　　C. 维萨里　　　　　　　　　　D. 白求恩

　　E. 桑德斯

答案：A

13. 一位医生在为其患者进行角膜移植手术的前一夜，发现备用的眼球已经失效，于是到太平间看是否有尸体能供角膜移植之用，恰巧有一具尸体。考虑到征求死者家属意见很可能会遭到拒绝，而且时间也很紧迫，于是便取出了死者的一侧眼球，然后用义眼代替。尸体火化前，死者家属发现此事，便把医生告上法庭。经调查，医生完全是为了患者的利益，并没有任何与治疗无关的动机。对此案例的分析，哪个是最恰当的。

　　A. 此案例说明我国器官来源的缺乏

　　B. 此案例说明我国在器官捐赠上观念陈旧

　　C. 此案例说明医生为了患者的利益而摘取眼球在伦理学上是可以得到辩护的

　　D. 此案例说明首先征得家属的知情同意是一个最基本的伦理原则

　　E. 此案例说明医院对尸体的管理有问题

答案：D

练习题参考答案

第一章

一、选择题

1. B   2. C   3. D   4. C   5. A   6. B   7. A   8. D   9. C   10. D

11. B   12. E   13. D   14. B   15. A   16. B   17. A   18. C   19. C   20. B

21. C   22. E

二、问答题

1. 答：医学道德的特点：

(1) 医学道德的实践性

(2) 医学道德的继承性

(3) 医学道德的全人类性

医学道德的作用：

(1) 维护作用

(2) 协调作用

(3) 约束作用

(4) 促进作用

2. 答：医学伦理学的研究对象包括医学实践中所有的医德关系及其所反映出来的医德现象，即以医患关系道德为核心的医疗、预防、科研、健康诸方面的医德意识、医德活动、医德关系等。

(1) 医德意识是医务人员医学道德的观念、思想和理论，即构成医德关系的主观方面，其表现形式就是医务人员所应共同遵守的医德原则和医德规范。

(2) 医德活动是医学道德的行为和医学道德的评价、教育、修养，这些内容构成了丰富多彩的医德关系的客观活动。

(3) 医德关系是指由经济关系决定的，并且按照一定的医德观念、医德原则和医德规范所构成的一种特殊的社会关系。

3. 答（略）

三、案例分析

1. 答：两位同住一病房的患者先后受到了细菌感染，这是个医学事实，也就是医学问题。在事实面前，患者郑某认为是医疗事故，理由是主管医生给王某换药后不洗手便检查手术切口造成的；主管医生认为不属于医疗事故，理由是手术切口感染是并发症，并非罕见，并且术前向家属作了交代。于是，双方发生了医疗纠纷，这属医学伦理问题，即根据医学事实该不该行动和如何行动的理由。医务科在进行调查和调解时，对郑某的手术切口感染进行了细菌培养，证实两位患者同为金色葡萄球菌感染，但未做细菌的基因分型（一般医院做此项检查有困难），因此从流行病学上不能认定事实，是属于医学问题。根据这个医学事实，医务科既没有认定为医疗事故，又没有简单地视为并发症，这样维护了医患双方的利益，从而平息了这场纠纷，这种处理也属于医学伦理问题。

2. 答：医学伦理学与医学两者关系是密切的，两者是相互渗透、相互影响、相互作用的，是一个问题的两个方面。医学的发展和进步直接或间接地决定医学伦理学观念的发展。反过来,医学伦理学又对医学的发展给予很大的影响,两者都是以保障人类健康为研究目的的。

第二章

一、选择题

1. B   2. D   3. E   4. C   5. A   6. D   7. B   8. A   9. E   10. C

二、问答题

1. 答:我国医学道德的形成和发展经历了三个阶段,各阶段的主要内容是:

(1)起源和萌芽:我国医德起源于远古时代,人类在与伤病的斗争中产生了克己利他的思想。克己利他、仁爱助人是我国古代朴素医德思想的萌芽。

(2)形成和发展:战国时期的《黄帝内经》是我国第一部医学理论专著,其中专门对医德做了论述,标志着我国古代医德思想初步形成。东汉时期著名医生张仲景著有《伤寒杂病论》一书中表达了平等待患、一视同仁的思想;隋唐时期孙思邈的《大医精诚论》指出医生技术不但要精湛,而且还要具有高尚的品德,对待病人应坦诚忠诚等。

(3)进一步完善:宋元时期,祖国医学进一步发展,涌现了一大批受人爱戴、医德高尚的医学家;明代的陈实功医术高超,医德高尚。他提出的医家"五戒"、"十要"闻名于世,是对我国古代医德思想规范的系统总结;清代对医德的论述较多,喻昌《医门法律》提出了医德评价的具体标准,标志着我国传统医德理论体系得以确立。

2. 答:我国医学道德的优良传统有:

(1)仁爱助人,赤诚济世

(2)不畏权势,一视同仁

(3)淡泊名利,清廉正直

(4)医行庄重,正己正物

(5)谦和谨慎,尊重同道

(6)刻苦钻研,精勤不倦

3. 答:国外医学道德的形成和发展经历了古代、近代和现代三个阶段:

(1)国外古代医德思想:以古希腊医学道德、古罗马、古阿拉伯和古代印度医学道德为代表,出现了一系列代表人物及其医德思想成果。古希腊《希波克拉底誓言》被后世奉为古希腊医德思想的经典文献;古罗马医学道德规范形式多见于法典或法令;中世纪古阿拉伯医学道德是世界医学史上的重要发展阶段,《迈蒙尼提斯祷文》是其代表性的医德思想;古印度医学道德源于其古老的文明,其中《妙闻集》和《阇罗迦集》阐述了丰富的医德思想,在今天仍有其现实意义。

(2)国外近代医学伦理学:近代西方医德思想从医生个体行为走向群体合作规范,18世纪德国名医胡弗兰德所著《医德十二篇》是近代医德的经典文献之一。1803年英国医生托马斯·帕茨瓦尔出版了世界上第一部《医学伦理学》,使医学伦理学建立在一定的哲学和伦理学的理论基础之上,成为一门独立的学科。

(3)国外当代医学伦理学的发展:进入20世纪,医疗行为的国际规范和法律相继产生,生命伦理问题受到广泛关注。通过了《纽伦堡法典》,《医学伦理学日内瓦协议法》,《赫尔辛基宣言》等规范,期间世界各国也相继制定了医德规范和文件。现代生物技术的发展,在生命科学发展应用过程中遇到了伦理难题,医学伦理学发展进入了生命伦理学阶段。

4. 答:中外传统医德思想的共同点:

(1)注重医生的品行修养:我国古代医德强调医行庄重,正己正物。外国医德强调医生注重仪表,提高修养是取得患者信任,建立良好医患关系的必要条件。

（2）平等待患,一视同仁:古阿拉伯的迈蒙尼提斯坚守"不分爱与憎,不问富与贫,凡诸疾病者,一视如同仁"的医德,胡弗兰德要求医生在病人面前,该考虑的仅仅是他的病情,而不是病人的地位和钱财。中国东汉时期的张仲景主张"若有疾厄来求救者,不得问其贵贱贫富,长幼妍媸,怨亲善友,华夷愚智,普同一等,皆如至亲之想。"

（3）尊敬师长,敬重同道:中国医德注重行医处事谦和谨慎,同道之间互尊互学,提高医技。反对骄傲妒忌,败坏医德。希波克拉底把"授我艺者敬之如父母",帕茨瓦尔《医学伦理学》中写道:医生之间关系平等,应彼此尊重,会诊有争议时,不要公开争吵,彼此揭短,随便批评同道。医家主张同行皆兄弟。

（4）病人利益第一,献身医学:中国医德提出"医乃仁术","医以活人为务",为后世医学指明了为医目的。历代医家秉承仁爱助人,赤诚济世的医学精神,不畏劳苦,一心赴救,把及时救治病人作为自己的天职。国外医学从《希波克拉底誓言》到胡弗兰德的《医德十二箴言》都体现了为病家谋利益的医学宗旨。

三、案例分析

答:"择徒甚严","非其人勿教"。说明我国古代中医选择徒弟注重品德,善良、仁爱、愿意助人才能成为好医生。我国古代传统医德主张"医者仁爱之人也",人命关天。强调医生的品德修养,学医者必先修品德。"先知儒理而后知医理。"

弟子学成期满,老中医还要送给徒弟两件礼物:一把雨伞,一盏灯笼。雨伞表达风雨不误,灯笼表达昼夜兼程。是老一辈医生对下一代同行行医职业道德的要求,希望传授的不仅仅是医术,而是以治病救人为己任,不讲条件,不计代价的崇高医德也能代代相传。

第三章

一、选择题

1. D	2. C	3. B	4. A	5. B	6. A	7. B	8. C	9. B	10. E
11. D	12. E	13. E	14. A	15. D	16. C	17. B	18. C	19. B	20. E
21. E	22. B	23. D	24. D	25. A	26. C	27. C	28. E	29. C	30. D
31. A	32. E	33. B	34. A	35. C	36. D	37. B	38. E	39. D	40. C

二、问答题

1. 答:（1）生命神圣观:生命神圣观是主张人的生命至高无上,神圣不可侵犯的医学道德观。存在两种倾向,一种是绝对生命神圣论,另一种是相对生命神圣论。

传统的绝对生命神圣观认为,人的生命是神圣的,无论在何种条件、何种状况下,人的生命都应受到绝对的尊重。相对生命神圣观认为,人的生命是神圣的,但不是无条件的,是相对人类自身生存的质量状态,个体生命存在对社会和他人的价值意义而作出的判断。

（2）生命质量观:生命质量观强调人的生命存在质量状态,主张从人的生物学生命,即体能和智能方面判断是否具备作为人的基本要素,作出生命质量高低、优劣的评价和判断的医学伦理观念。

（3）生命价值观:生命价值即生命存在的社会价值,生命价值论主张以某一个体生命的存在对他人和社会的价值大小为标准作出相应取舍的伦理观念,是对人的生命存在的社会学意义的判断。

2. 答:医学人道主义是研究医学领域中的人道主义的一种道德理论。它要求医务人员以人道主义的态度对待病人,尊重病人的生命和人格,同情和关心病人的痛苦,并以解除这些病痛的仁爱思想为特征。

医学人道主义核心内容是尊重病人。具体表现为以下四个方面:①尊重病人的生命及生命价值;②尊重病人的人格和尊严;③尊重病人平等医疗的权利。

3. 答:医学公正论是指强调健康公益,主张合理地兼顾医疗卫生领域中多元主体的健康利益、坚持医疗卫生资源分配的正义性、医疗卫生服务公平性的医学伦理学理论。①主张医学事业的公益性；②主张医疗卫生服务的公平性。

4．答：医学伦理学的基本原则是规范和调节医学领域中各种医疗人际关系的行为标准和根本法则。我国医学伦理学的基本原则内容是：防病治病、救死扶伤，实行社会主义的人道主义，全心全意为人民的身心健康服务。

5．答：医学伦理学的具体原则：

（1）不伤害原则：是指在医疗诊治活动中不使病人身心受到损伤。这一原则强调的是医务工作的主观过失应当通过努力加以避免，医务人员应该最大限度地降低对病人的伤害。

不伤害原则的目的在于强化医务人员的主观动机，树立以病人为中心的观念，以高度的责任意识把维护病人健康利益放在第一位。当不伤害原则与其他原则发生冲突时，在利害并存的情况下权衡大小，尽力减小伤害程度，不给病人造成不必要的伤害和损失。

（2）有利原则：是指医务人员在医疗实践活动中把对病人健康有利放在第一位，并为病人谋利益的伦理原则。

在实践中表现为两个方面的要求。一是低层次的有利是指医务人员自觉维护病人的利益，努力做到自己的每一个行为对病人确有益处，不对病人施加伤害，也就是不伤害病人的原则。二是高层次的有利，要求医务人员在医疗实践中积极为病人谋取利益，追求最优化的决策原则。

（3）尊重原则：尊重作为医学伦理学的原则是指医患交往中要尊重对方的人格和尊严。

要求：尊重原则要求尊重病人的人格权和自主权；正确处理病人自主与医生做主之间的关系，正确地使用医疗干涉权。

（4）公正原则：所谓公正是指公平、正义，不偏不倚。公正原则是指在医疗实践中对于有同样医疗需要的人给予同样的待遇。一般包括形式公正原则和内容公正原则两个方面。

要求：一是基本医疗需求人人享有，努力做到绝对公正，特殊医疗保健需求相对公正，有同样条件的病人给予同样的待遇。二是人际交往要求绝对公正；资源分配则要求相对公正，公平优先，兼顾效率，优化配置和使用医疗卫生资源。

6．答：1988 年 12 月 15 日中华人民共和国卫生部颁布了《医务人员医德规范及实施办法》：

（1）救死扶伤，实行社会主义的人道主义。时刻为病人着想，千方百计为病人解除病痛。

（2）尊重病人的人格与权利。对待病人，不分民族、性别、职业、地位、财产状况都应一视同仁。

（3）文明礼貌服务。举止端庄，语言文明，态度和蔼，同情、关心和体贴病人。

（4）廉洁奉公。自觉遵纪守法，不以医谋私。

（5）为病人保守医密，实行保护性医疗，不泄露病人的隐私与秘密。

（6）互学互尊，团结协作。正确处理同行同事间的关系。

（7）严谨求实，奋发进取，钻研医术，精益求精。不断更新知识。

7．答：医德保密是指保守医疗秘密。主要是医务人员为病人保守隐私和秘密。这是医疗职业的特殊需要，是医务人员为病人利益承担的道德责任。

主要内容包括两个方面：一是为病人保密。医务人员为病人保守个人的隐私或家庭的秘密。二是对病人保密。是要求医务人员对病人隐瞒病情或与疾病相关的信息。在实践中医务人员一定要对病人的家属或代理人如实告知病情。

三、案例分析

1．答：医生应该为这位父亲保密。首先器官供体自愿捐献，孩子父亲有自主选择作出决策的权利，并能证明是在理智清醒状态下作出的有效决策，医生应给予尊重。医生可以从专业知识、技术保障方面予以说服,但不能强迫。

医生采取保密有利于病人家庭的和谐,也不危害他人和社会利益,符合出于保护性医疗需要,把明显不利于病人的医疗信息避免本人知道的要求。避免病人知情或因无法接受现实而再次遭受到亲人抛弃的精神打击。

2. 答:根据医学伦理学的生命论理论,分析孙母应该选择第三种方案:改进型甲状腺癌根治术。

生命论包括生命神圣论、生命质量论和生命价值论。这一理论告诉我们人的生命是宝贵的,神圣不可侵犯的。但生命的神圣不是绝对的,无条件的,生命的存在意义是相对人类自身生存的质量状态,个体生命存在对社会和他人的价值意义而作出的判断。

9岁女孩孙某,颈部包块经检查确诊为甲状腺癌,并有颈淋巴结转移。经医生告知了解到,第一种治疗方案:放疗、化疗只能起到短期的维持作用,几乎没有根治作用。给病人不仅带来身体上的痛苦,而且仍然面临死亡的威胁,生命的质量和价值也大大降低。

第二种方案:常规甲状腺癌根治术,有较高的五年存活率,手术的成功率希望较大,但术后不可避免会造成颈部塌陷变形,肩下垂,身体外观和功能都要受到一定的损害。生命可以得到一定的延长,但生命的质量因残疾而降低,形象和功能损伤必然给病人的生存状态和价值带来负面影响,是短暂保命的下策。

第三种方案:改进型甲状腺癌根治术。五年存活率无明确定论,有文献报道效果较好。术后不会出现身体外观的明显改变。但本院只有2名医生学习过该手术,本院尚未开展此手术,手术成功的把握较小。

这是经过临床验证的更有利的方案,虽未经大规模使用,但本院医生学习并掌握了该项技术,病人只有9岁,未来的路还很长,应该争取运用先进技术和方法,在尽可能延长生命长度的同时,提高生存的质量和价值。

第四章

一、选择题

1. C	2. D	3. B	4. A	5. D	6. D	7. B	8. D	9. B	10. B
11. D	12. D	13. C	14. E	15. B	16. B	17. D	18. A	19. E	20. C
21. D	22. B	23. B	24. B	25. B	26. A	27. B	28. D	29. B	30. A
31. B	32. B	33. C	34. E	35. E	36. E	37. A	38. C	39. A	40. D

二、思考题

1. 答:医患之间原本是没有利益冲突的,而且双方在对方的利益上都可以得到体现和满足。但是,受一定的社会因素和医学科学发展的影响,以及医患双方道德水平和客观因素的制约,医患之间仍然存在着矛盾。随着新时期医疗市场化趋势及相关社会保障体系迅速发展,医患关系的内涵比以往任何时期都有所扩大。

(1) 医务人员因素:医务人员的服务态度;医务人员的伦理素养;医务人员的心理状态。

(2) 病人因素:对健康的期望值过高;病人的道德修养;病人的心理状态。

(3) 医院管理及社会方面:由于医院的规章制度不健全,管理不科学,出现交叉感染、医疗与护理差错;过多地强调经济效益,忽视社会效益;医院秩序混乱,医疗设备和生活配套设施不完善等,都会对医患关系产生影响,这也是造成医患关系紧张的重要因素。

2. 答:略。

三、案例分析

1. 答:(1) 医学生面临上述选择,任何选择都有它的理由。保守病人的秘密,尤其保护病人的隐私是医务人员的义务,也是一种职业道德。然而,当保守病人秘密的原则和病人治疗的需要之间存在冲突时,如果医学生纠缠所谓的绝对保密,置病人治疗的需要于不顾,那么保守秘密就失去了它的意义所在。保守秘密的目的:一方面尊重病人的权利,另一方面在于有利于治疗。

(2)考虑到医学生在医院中的角色和病人治疗的需要,必须让主管医生知道病人的真情,以便于治疗,最好是尽力劝说病人自己告诉主管医生,因此第三种选择是最佳的。

2.答:(1)医生没有尽到遵守法律、道德规范的义务。医生违反了技术操作规范,其应树立遵守技术操作规范的职业理念,树立敬业精神、遵守职业道德规范。

(2)医生的义务有:①诊疗疾病和减轻痛苦。②解释、说明的义务。③保密的义务。

3.答:(1)医患关系是指"医"与"患"之间的关系。从医学伦理学的角度来说,"医"主要是指医疗单位及其医务工作者。医疗单位不仅包括各级各类医院、乡镇卫生院、疗养院和门诊部,而且还包括各种诊所、卫生所、医务所等;医务工作者包括各级各科医生、护士、医学教学人员、卫生管理人员、医技人员和医学科学人员等。"患"是指接受诊疗的人及与其相关的人或组织。如果诊疗护理过程没有导致病人死亡,就必须由病人本人提请医疗纠纷的处理。当然,按照法律的规定,病人可以委托家人、亲友、律师等人充当代理人,以病人的名义,具体实施解决医疗纠纷的工作。如果在诊疗及护理过程中病人死亡,那么他的利害关系人就可以取代患者而成为医疗纠纷的主体。死者的配偶、子女、父母等都可以成为利害关系人。

(2)医患关系的含义:医患关系是医疗人际关系中最重要的关系。医患关系有狭义和广义之分。狭义的医患关系是指医疗活动中医生和病人之间的相互关系。广义的医患关系,不仅指医生和病人之间的关系,"医"不仅指医生、护士、医技人员,而且还包括医院的后勤管理人员。"患"不仅指病人,而且还包括与病人有关联的亲属、监护人、单位组织等群体。

医患关系的性质:医患关系是基于特定的医疗活动而建立的人际关系。这种人际关系以医疗活动为前提,在医疗活动中双方的目的是一致的,医患双方的目的都是为了使病人恢复健康。这种人际关系具有以下两种性质:①信托关系:在医患关系中病人出于对医务人员的信任,把自己的生命健康托付给医生,并相信医生能完成这种托付。医务人员运用所掌握的医学知识和技术努力维护病人的生命健康,完成病人赋予的信托。②契约关系:在医疗活动中,医患双方在相互信任的基础上,共同维护病人的生命健康利益,形成非法律性的关于各自的责任与利益的约定。

第五章

一、选择题

1. E	2. A	3. C	4. B	5. C	6. B	7. C	8. E	9. B	10. D
11. A	12. C	13. C	14. B	15. B	16. D	17. D	18. C	19. D	20. C
21. B	22. D	23. A	24. C	25. D	26. C	27. E	28. B	29. D	30. B
31. D	32. A	33. E	34. B	35. A	36. C	37. D	38. C	39. A	

二、思考题

1.答:病人至上原则是指在临床诊疗工作中,医务人员在诊断手段选择和治疗方案决策时,能以病人为中心,把病人的利益放在第一位。病人至上原则,是临床诊疗工作中的最基本原则,既是诊疗工作的出发点和归宿,也是激发医务人员为病人服务的动力和衡量医务人员伦理水平的一个重要标准。在诊疗活动中,医务人员主要应该做到以下两个方面。

第一,病人自主:病人自主就是病人在诊疗过程中,有询问病情、接受、拒绝或选择诊疗方案的自主权。坚持病人自主是医务人员在诊疗活动中把病人利益放在第一位的重要表现。

(1)应为病人的自主选择提供充分的条件:需要医务人员具体地向病人详细解释病情;告诉病人治疗或不治疗可能会出现的情况;告诉病人各种可能的治疗方案;提出医务人员自己认为的最佳治疗方案;告

诉病人在要实施的治疗方案中应注意的事项和如何配合治疗。

（2）要正确对待病人的拒绝：当医务人员的诊疗措施与病人的自主选择不一致而遭到拒绝时，医务人员要对病人的自主选择能力进行判断。

第二，平等待患：平等待患是对病人的权利、尊严的普遍尊重和关心，体现的是人际交往中社会地位和人格尊严的平等。要做到平等待患，要求每名医务人员必须把病人摆在和自己平等的地位上，时刻把病人的痛苦和安危放在心上，做到病人利益至上。

（1）公平对待病人：不论任何时候、任何场合、任何事情，对待病人不论种族国别、地位高低、权力大小、容貌美丑、关系亲疏、金钱多寡、老人小孩、是男是女，都要一视同仁，平等对待；对他们的正当愿望和合理要求，都应予以尊重，在力所能及和条件许可的情况下尽力给予满足。

（2）公正分配卫生资源：医务人员既有宏观分配卫生资源的建议权，又有微观分配卫生资源的参与权，应根据公正的原则，行使自己的权利，尽力实现病人基本医疗和护理的平等。

2. 答：知情同意，即病人有权获得关于疾病的病因、病情、病程、危害程度、治疗措施和预后等情况，医务人员应向病人提供这方面的有关信息，使病人在充分知情的前提下，权衡利弊，对医务人员拟采用的治疗方案作出同意或拒绝的决定。病人享有知情同意权是病人自主权的集中体现和主要内容。

（1）知情同意比较理想的状态：知情同意比较理想的状态是病人或者其家属完全知情并有效同意。完全知情是指病人获悉他作出承诺所必需的一切医学信息。有效同意是指病人在完全知情后，自主、自愿、理性地作出负责任的承诺。

（2）正确对待代理知情同意的问题：代理知情同意的合理性和必要性取决于下列条件之一：病人与代理人意见完全一致，代理人受病人委托代行知情同意权；特殊病人（婴幼儿病人、智残病人、精神病病人、休克病人等），因本人不能行使知情同意权，而由其家属或其他适合的代理人代行此权。

3. 答：（1）问诊伦理：仪表端庄，态度认真；说话和蔼，语言通俗；耐心倾听，恰当引导；全面系统、切忌局限；仔细分析、去伪存真。

（2）体检伦理：知情同意，病人自主；全面系统，认真细致；力求舒适，减少痛苦；坦荡无私，尊重病人；维护尊严，注意避嫌。

（3）辅助检查伦理：恰当选择，知情同意；爱护病人，减轻痛苦；维护尊严，注意避嫌；综合分析，切忌片面；密切联系，加强协作。

4. 答：（1）药物治疗伦理：对症下药，剂量安全；合理配伍，细致观察；节约费用，减轻负担；试验用药，谨慎使用；毒麻药品，严守法规。

（2）手术治疗伦理：①慎重确定手术：全面权衡、知情同意；②术前认真准备：认真制订手术方案、帮助病人做好准备、认真准备手术用品；③术中严格操作：认真操作，一丝不苟、严密观察，恰当处理、通力配合、密切配合；④术后严密观察：观察病情，使病人舒适。

（3）心理治疗伦理：博学多识，诚意助患；涵养自身，精心治疗；维护病人，保守隐私；庄重大方，语言亲切。

（4）急救工作伦理：争分夺秒，积极抢救；团结协作，勇担风险。

（5）康复治疗伦理：理解尊重，平等相待；热情关爱，精心治疗；重视心理，全面康复。

三、案例分析

1. 答：（1）这位医务人员做得不对。①医务人员要尊重精神病病人的人格和权利，一切为病人着想，理解其各种正常的生活需求和心理需要，并在条件允许的情况下尽力予以满足。要为病人保守秘密，选择治疗方案时应征得病人和家属的知情同意。②但是案例中的精神病病人要杀人的想法并非正常生活需求和心理需要，医务人员不应满足其需求。这位病人想杀人的想法与治疗无关，而且危及他人生命和公共安全,不属于医疗秘密。医务人员不负有保密义务。

(2) 如果我是这位精神科医务人员,将向这位妇女及其家庭报告,提醒其及早防范。还要请他人协助,将男子送往精神病医院。

2. 答:(1) 这位医务人员没有违背病人自主这一原则:①诊疗活动中,医务人员要坚持知情同意和病人自主。病人自主就是病人在诊疗过程中,有询问病情、接受、拒绝或选择诊疗方案的自主权。坚持病人自主是医务人员在诊疗活动中把病人利益放在第一位的重要表现。②在输血前,医务人员已经征求了病人及其丈夫的知情同意,虽然病人不同意,但是经过医务人员的再三劝说,病人丈夫同意了输血。虽然违背了病人的意愿,但是救治了病人的生命,这符合诊疗伦理原则中的病人第一原则。同时病人丈夫在病人生命危急之时,有权利代替妻子作出治疗决定,符合病人自主原则。

(2) 如果我是医务人员,我也会按照案例中医务人员的做法,努力劝说病人和她的丈夫同意输血。

3. 答:(1) 这位医务人员违背了保密守信这一原则。在本案例中,李某将任某的信张贴在办公室,实际上是一种宣扬他人隐私的行为。性病基于其特殊性可以看做是"个人隐私",而且本案中任某在信的末尾要求李某为其保密,显然任某并不想把自己患有性病的事公开。因此,李某的行为应受到舆论上的谴责。

(2) 如果我是医务人员,我会保守病人的秘密。医务人员不能随意泄露病人信托于自己的医疗秘密,即为病人保密。如病人的病情以及与此相关的个人信息均属于个人秘密,包括病人的病史、各种特殊检查和化验报告、疾病的诊断名称、治疗方法等和病人不愿向外泄露的其他问题,医务人员应为其严格保密,不得随意将其写入学术论文、教科书和宣传材料中。保守医密使病人充分信任医务人员,从而得到更好的医疗保健,同时也使医务人员能够更好地执行其职能。更为重要的是,为病人保守医密,体现了对病人权利、人格的尊重和维护。

4. 答:(1) 当医务人员的诊疗措施与病人的自主选择不一致而遭到拒绝时,不是马上就放弃对病人的治疗,而是医务人员首先要对病人的自主选择能力进行判断,在对自主选择能力进行判断以后,再根据其结论采取相应的对策。

(2) 如果我是医务人员,应该首先判断钱某的"拒绝"是否有效,即钱某是否具有自主选择力:①如果十周岁以下则视为发育期自主选择力丧失,其拒绝无效;②钱某如果十八周岁以上,在排除无病理性选择力丧失的情况下,其拒绝有效;③钱某如果十周岁以上十八周岁以下,医务人员应根据其病情等有关情况,灵活掌握;④如果钱某出现认知、记忆、情感、思维、行为等方面的障碍,即精神症状和神经体征时,则可判定其病理性自主选择力丧失(必要时可请有关医务人员会诊)。

这种情况钱某的拒绝无效。相应的对策:①如果钱某自主选择力丧失,则其拒绝无效。而同钱某的家人、单位、监护人进行联系;由他们对入院治疗与否进行选择并按照他们的要求给予相应的治疗。②如果钱某自主选择力正常,则其拒绝有效。这时医务人员应设法搞清病人拒绝的真实理由,从而为病人提供对治疗措施更充分的解释并帮助其克服接受治疗措施的困难。如果这种努力失败,则应尊重病人的意愿,同时做好详细和完整的病案记录。

5. 答:(1) 手术前医师都要向患者或家属交代术中或术后可能发生的危险,并列出一份可能发生危险的文书,让患者或家属签名同意,然后才能实施手术。手术同意书是现代医疗制度中医患之间的重要法律文书。肖志军作为丈夫,妻子手术有决定签字的权利,丈夫拒签字妻子身亡,是否这是一个不可规避的结局——医生遵守法律,就只能生生眼看着患者死亡。《医疗机构管理条例》第33条规定:"医疗机构施行手术、特殊检查或者特殊治疗时,必须征得患者同意,并应当取得其家属或者关系人同意并签字;无法取得患者意见时,应当取得家属或者关系人同意并签字;无法取得患者意见又无家属或者关系人在场,或者遇到其他特殊情况时,经治医师应当提出医疗处置方案,在取得医疗机构负责人或者被授权负责人员的批准后实施。"而为了不延误抢救时机,对某些需要急诊救护而又无法自主实行或代理实行知情同意的病人,医学伦理倾向于容许或支持医务人员使用医疗干涉权,实施必需的急诊急救,可不受病人知情同意权的限制,这实质上是临床医师在必要时为挽救危在旦夕的病人生命而享有的诊治特权,也可视为病人知情同意权的特殊代行现象。所以这种悲剧本是可以避免发生的。

(2) 手术同意书有效地保障了患者的知情同意权,但同时也部分限制了医生治病救人的权利。在家属比医生拥有更多手术决定权的法律语境下,会使得医生对患者即使有明确诊断,也不敢贸然违背家属的意愿给患者做手术。这就需要医务人员履行帮助、劝导,甚至干预病人选择的责任,帮助病人正确行使知情同意和选择权。如果病人的选择与医务人员的期望不同,首先应劝导病人,劝导无效时仍应尊重病人或家属的意见。既不要采取听之任之、出问题自负的态度,也不要将自己的意见强加于病人。但当病人的选择与他人、社会的利益发生矛盾,医务人员有责任协助病人进行调整,以便使病人的损失降低到最低限度。如果病人的选择会对他人的健康和生命构成威胁或对社会造成严重危害,医务人员对病人选择的干预是符合伦理要求的。

第六章

一、选择题

1. A 2. D 3. B 4. A 5. C 6. C 7. C 8. A 9. C 10. D
11. D 12. B 13. D 14. D 15. C 16. B 17. A 18. C 19. A 20. B
21. B 22. D

二、思考题

1. 答:(1) 护理伦理的主动性与护理工作的科学性:护理工作的科学性,要求护士在护理病人过程中做到准确、及时、无误。同时也要做到四勤,即:腿勤,经常深入病房,观察病情、发现问题及时、主动报告主治医生;嘴勤,常与病人交流,使病人放松心态,积极配合治疗,避免不良情绪的产生;手勤,保持病房干净舒适,使病人有一个良好的就医环境;脑勤,做好常规护理记录,分析病人生命体征细小变化,为治疗提供重要依据。护理伦理的主动性则要求护士在常规护理工作中主动地、积极地、热情地去执行相关制度,而不是刻板地消极应付。

(2) 护理伦理的协调性与护理工作的广泛性:护理工作具有内容广泛、形式具体、对象复杂多样的特点。从护理对象来看,护士面对患有各种疾病的病人;从护理内容上看,有基础护理、整体护理、特殊护理等;从护理方式上看,有躯体护理、心理护理、自我护理、社区护理等。护理的场所既面向医院,也面向家庭、社区乃至整个社会。护理工作要因人而异,因病而异,因客观条件而异。根据病人的具体情况制定出最佳的护理方案,以便为病人更好地服务。要做到这一点则必然有赖于护士与病人、病人家属和其他医务人员密切配合,协调一致。在处理诸多关系中,护士的道德水平起着重要的作用。因此,协调性是护理伦理的重要特点。

(3) 护理伦理的自觉性与护理工作的整体性:人是一个复杂的综合体,生活在社会各种复杂的关系中,而每个人的一生都曾扮演过病人这个角色。用整体观念看待疾病是新的医学模式的特征之一。生物、心理、社会等诸多因素对人的健康与疾病的发生、发展和转归都有着直接或间接的影响。现代护理模式是将心理护理、躯体护理和社会护理有效地结合起来,以此达到良好的护理效果。用整体性和系统性的观点看待疾病和护理工作,将躯体护理、心理护理和社会护理三者有机地结合起来。

2. 答:(1) 打好基础,精通业务:基础护理是护理工作中最为基本和常规的工作,是护士主要、基本的工作任务。护士要做好基础护理工作,就必须练好基本功,熟练掌握护理学基本知识和基本技能,并不断提高自己的业务水平,逐渐达到精通的程度。

(2) 认真负责,一丝不苟:基础护理工作的好坏,直接影响着病人的生命和健康。因此,护士必须经常深入病房巡视病人,密切观察病情变化,仔细周密、审慎地对待每项工作,防止出现差错。不放过病人的任何疑点,时刻把病人的身心安全放在首位。

(3)团结协作,彼此监督:为了治病救人的共同目的,护士与其他医务人员,尤其是医护之间必须团结协作,协同一致地完成各项医疗护理任务。护士同其他医务人员之间的协作是相互的、互利的,不能以自我为中心,要采取积极主动的态度,这样才能达到实质上、持久型的合作。医护人员在彼此协作过程中,要互相监督。在医院内部医护之间也要开展监督和批评,医护人员对别人的忠告、批评等应抱着虚心接受的态度认真对待。

3.答:(1)严肃认真,一丝不苟:在尸体料理的整个过程中,护士都要对死者保持尊重的态度,操作要严肃认真,不可嬉笑打闹,要保持尸体的仰卧端庄姿态。在整个过程中,动作要迅速果断,不能拖延时间,以防尸体僵硬造成料理上的困难。

(2)妥善处理好遗嘱、遗物:护士应认真、妥善地处理好死者的医嘱、遗物,死者的遗物应转交家属或单位领导,不可随意丢弃或带走,遗嘱内容不要随意传播,为死者保密是护士的责任。

(3)认真做好死者亲属的工作:面对死者亲属的悲伤,护士应该理解死者亲属当时的心情,给予适当的时间让他们发泄心中的悲痛。同时,护士要在自己的知识和能力范围内,耐心地、真诚地进行劝慰,使他们尽快度过悲伤期,以利于身体健康。

4.答:(1)服务难度大、范围广:特殊护理接触的病种多,病情复杂,需要不同,时间紧迫,对护理的要求高。具体表现是病情变化多端,掌握困难;病情复杂,护理困难;病人要求特别,满足困难;意外可能性大,防范困难;合作困难,等等。

(2)道德要求标准高:特殊护理的服务范围大、难度高,不仅对护士的专业技术水平提出了考验,而且也对护士的道德水平提出了较高的要求,如果护士的技术水平和道德水平达不到应有的高度,就难以完成特殊护理这项工作。

(3)伦理难题多:特殊护理限于病人所处的客观条件,经常会出现一些伦理难题,如安乐死与现行法律的矛盾;讲真话与保护性医疗矛盾;病人拒绝治疗与维持生命之间的矛盾等;常常使特殊护理陷入两难境地。

三、案例分析

1.答:急诊室护士违反了"对病人要有仁爱之心"的急诊护理道德要求。4岁的孩子吞下玻璃球,生命垂危,4位急诊室护士竟然要家长自己抱着孩子去找口腔科医生,缺乏起码的仁爱之心。

2.答:急诊室护士违反了"对时间要有紧迫之感"的急诊护理道德要求。急诊护理与其他护理不同,时间就是生命,稍微的延迟都可能危及病人的生命。该案例中4位急诊护士在孩子来就诊时不知所措,都没有立即采取行动。既没有采取任何紧急的护理措施,也没有立即寻找医生,延误了抢救的时间,最终导致孩子死亡。

第七章

一、选择题

1. D	2. C	3. A	4. E	5. E	6. C	7. B	8. D	9. C	10. C
11. D	12. B	13. E	14. C	15. C	16. A	17. A	18. E	19. B	20. D
21. C	22. B	23. E	24. E	25. B	26. A	27. A	28. E	29. C	30. B
31. A	32. C	33. B	34. C	35. A	36. D	37. B	38. C	39. B	40. C

二、思考题

1.答:健康教育的任务:①促进和培养个人和社会对预防疾病和促进健康的责任感;②帮助人们正确认知,选择有利于健康的生活方式和行为;③有效地促进全社会都来关心健康和疾病的问题。

2. 答：（1）亚健康的主要表现：①身体亚健康：包括困倦易睡、浑身乏力、面容憔悴、腰酸背痛、胸闷气短、皮肤干燥、四肢麻木、面部浮肿、脱发、多汗、性功能减退、心律不齐等。②心理亚健康：记忆力减退、注意力分散、精神萎靡、烦躁不安、情绪低落、缺乏自信、无安全感、多梦易惊等。③情感亚健康：过于依赖、霸道、冷漠、怀疑、孤独、空虚、自卑、猜疑、自闭、轻率等。④思想亚健康：思想表面化，脆弱、不坚定，容易接受外界刺激并改变自我等。⑤行为亚健康：行为失常、无序、不当、行为偏激等。

（2）摆脱亚健康的方法：①适度的原则：坚持实事求是，客观地认识自己的工作能力，不要接受超过自己工作能力的工作。②乐观的原则：乐观待己，乐观待人，乐观处事，遇事放得下、想得开。③和谐的原则：努力改变生活结构失衡状态，保障睡眠、均衡营养、培养兴趣、善待压力，从"现代文明病"走出来。

3. 答：三级预防的内容：一级预防及病因预防，使健康人免受致病因素危害，积极增进健康；二级预防即临床前期预防，做到早期发现，早期诊断，早期治疗，防止疾病发展，以保护健康；三级预防即临床预防，及时、正确的治疗，防止残疾、防止转移和加速康复。

4. 答：突发公共卫生事件中的伦理规范

（1）发扬人道主义精神，恪守职责，加强协作：突发公共卫生事件发生后，医务人员必须将人道主义思想和要求作为自己从事本职工作的起码道德准则，把人民群众的生命安全和身体健康摆在首位，任何背离医务人员的崇高职责，遗弃伤员或认为厌恶救治行为都是不道德的。恪尽职守，顽强拼搏。同时还要加强与各部门、各单位之间的协作，做到一方有难，八方支援，万众一心，众志成城，团结互助，和衷共济，争取胜利。

（2）树立崇高的职业责任感和科学态度：应对突发公共卫生事件要充分发挥科学技术的作用，不遗余力地加强对监测手段、防治药物、防护设备以及疫苗、病原体的研究，同时要坚持实事求是，以科学的态度对待疫情、确定病原、采取预防措施，制定各种突发公共卫生事件的应急预案，建立健全突发公共卫生事件的预警系统，加强疾病预防控制和卫生监督监测机构的建设，提高检测和科学预测能力，强化公共卫生突发事件的预测预报能力。医务人员要在广大群众中进行防治疾病科学知识的宣传，使广大群众都能以科学的态度对待疾病，以科学的方法提高自我保护能力。

（3）勇于克服困难，具有献身精神：在突发公共卫生事件的应对中，救护工作是在残酷、危险和艰苦的环境里进行的，工作条件和生活条件异常艰苦。在抢救现场每一名医务人员要勇于克服困难，充分发挥自己的专业技能和聪明才智，最大限度地挽救伤员的生命。医务人员在任何情况下，都要敢于担风险、敢于负责任，富有自我牺牲的奉献精神，即使自己安全受到威胁、个体遭受磨难，也不能忘记自己肩负的神圣使命。

5. 答：社区医疗服务的道德要求

（1）深入社区，对社区居民健康负责：社区医生首先要有立志扎根基层，忠于职守，为社区卫生事业奉献力量的精神。社区医生应面向社区，定期向所负责区域的居民宣传包括生物、心理、社会等因素在内的卫生防病知识，加强人群的自我保健意识；定期对居民进行健康检查，预防接种，建立社区卫生保健档案；对社区内的常见病、多发病采取积极的防病措施，并及时诊治等。为社区提供全面的、系统的卫生保健服务。

（2）热情服务，任劳任怨：无论何时何地，无论居民身份如何，社区医生都应以居民健康为重，随时应诊，主动热情地为其诊治，细心地护理，使其及时得到正确的治疗，及时控制疾病的发展，早日康复。社区医生不仅要承担医疗任务，而且还要承担卫生宣教、健康防疫等任务，工作繁重，所以必须具有任劳任怨的精神。

（3）严格服务收费，自觉抵制行业不正之风：社区医生的出诊费应严格按照有关规定执行，不得任意提高收费标准。为疑难病患者联系转院时，不得以任何理由收取"转院费"、"服务费"或"介绍费"等，更不允许漫天要价等丧失道德的行为发生。

（4）加强学习，提高业务水平：社区医生要独当一面地开展工作，既要掌握内、外、妇、儿、传等各科的医学知识和诊疗技能,也要掌握心理、预防、保健等相关学科的知识和有关社会科学知识,才能全方位地为社区居民服务,成为真正意义上的全科医生。因此,只有不断地学习医学新知识,了解医学新动态、新发展,适应社会和医学的发展,不断地给自己充电,提高自己的业务水平,才能及时、正确地诊断疾病,恰当妥善地处理好,做好社区的防病、治病工作,为社区居民的健康,为医疗卫生事业的发展作出应有的贡献。

三、案例分析

1. 答:(1)村主任张某应负的法律责任:村主任张某阻碍、威胁村卫生室医生林某向上级主管部门报告疫情,造成23人受到传染和4人死亡,其后果相当严重,已构成犯罪,应追究其刑事责任。

(2)卫生室医生林某应采取的措施是:①应坚持原则,向上级主管部门报告疫情。②立即将陈某实施严密隔离,采取必要的治疗措施。

2. 答:(1)上述案例中环保局副局长的行为:①违背了尊重自然的道德要求:人类的命运与生态系统中其他生命的命运是紧密相连、休戚相关的。人类对自然的伤害实际上就是对自己的伤害,对自然的不尊重实际上就是对人类自己的不尊重。②违背了平等互爱的道德要求:即地球上所有生物都享有生存环境不受污染和破坏,而该化肥集团公司造成沿岸流域养殖业的鱼虾大量死亡,数百万群众生活饮用水被迫中断。③违背了综合治理的道德要求:环保局副局长接到并听取了某污水处理厂关于污水中氨氮含量严重超标、下游出现死鱼的报告,对可能发生的污染事故和监测结果不闻不问,既不认真履行环境监测职责,又不及时向上级报告,积极采取有效措施切断污染源,以至于发生某集团公司继续排污,导致沱江流域发生严重的水污染事故。

(2)从本案例出发,谈谈环境道德教育和职业修养与执法的重要性:①环境道德教育是公民的一种人格素质教育,它培养一种面向未来作出抉择的能力和保护环境的伦理精神,它帮助人们树立正确的环境道德观念,在创建生态文明进程中,发挥启蒙、开发、引导的先锋作用。②职业修养是人们在从业活动中需要遵守的行为规范,是职业内在的要求,是在职业活动中表现出来的综合素质和能力。③环保局作为国家行政执法单位,在环境保护、监测、督促、管理方面发挥重要作用,一旦发现违法行为应该做到有法必依、执法必严、违法必究。作为环保局副局长,不履行自己的工作职责,不关心人民群众的根本利益,缺乏应有的职业道德。

第八章

一、选择题

1. B	2. D	3. A	4. A	5. C	6. B	7. A	8. C	9. C	10. D
11. A	12. C	13. B	14. C	15. C	16. D	17. D	18. C	19. C	20. A

二、思考题

1. 答:应优先考虑大多数人的健康利益。因为公益性是我国卫生事业的本质属性。即卫生政策的制定要立足社会公众利益和人类的长远利益;卫生资源的分配要使大多数人受益;正确处理公共卫生建设和医疗服务的关系,重视预防保健工作;区分并适应不同层次人民的健康需求,分类指导,提高全体人民的健康水平。

2. 答:卫生政策的伦理价值取向是为人民健康服务。这一价值取向规定了卫生政策的方向与评判标准。卫生政策制定的出发点和目标只能是人民的健康利益;同时,只有服务于人民健康利益的卫生政策才是合乎伦理的,才是合乎人类文明进步的,也才是被人民认可的正确的政策。

3. 答:卫生资源配置的伦理原则是:

(1)公正原则:所谓公正就是要公平地分配和使用卫生资源,给予每个人平等享有卫生资源的权利。

(2)公益原则:公益就是使卫生资源的分配更加合理,更符合大多数人的健康利益。坚持从社会和人类利益出发,公正合理地配置卫生资源和公正合理地解决医疗实践中出现的各种利益矛盾。将当代人及后代的健康利益、社会及医学科学的发展利益有机地结合起来,提高整个社会的医疗卫生水平。

(3)可及原则:可及是指根据经济发展水平和卫生资源状况,制定分阶段的卫生资源配置具体目标和方案,扩大卫生资源的覆盖面,逐步实现所有人都享有应该享有的基本卫生资源。

(4)前瞻原则:卫生资源分配和使用中的一些重大决策,必须考虑到卫生事业的长远发展和社会贡献。要正确地处理眼前利益和长远利益、近期目标和长远目标的关系。

(5)整体原则:坚持最有效、最合理地利用卫生资源。一是正确处理经济效益与社会效益、环境效益的关系。二是要正确处理卫生经费与人力资源分配的关系。

(6)人道原则:人道主义是医疗卫生事业的基本精神。卫生资源配置中的人道精神主要体现在两个方面:一是从生理、心理及社会三个方面关怀病人的角度进行资源的配置;二是从关心全体社会成员的健康角度进行资源的配置。

面对稀有医疗资源的分配,应考虑两个方面的问题:宏观分配和微观分配。宏观分配涉及一个国家分配多少资源给医疗及在医疗资源中又有多少给了稀有医疗资源。这里存在的公正问题是基本医疗保障与稀有医疗资源之间的分配比例是否合适。在微观分配层面,目前临床上通用的器官移植的微观分配标准有两个:一是医学标准,另一个是社会学标准。医学标准是根据医学发展水平和医生自身的医学知识经验作出判断,主要依据适应证和禁忌证;社会学标准是根据有关社会因素加以选择,如年龄、对社会的贡献、能力、经济支付条件等来综合考虑。大多数国家的移植中心依照医学标准、个人支付能力、社会价值的先后顺序进行微观分配。

三、案例分析

1. 答:医院对患儿的死亡是负有责任的。

医院管理的伦理原则是重视以德治院,并强化服务意识。因而在医院规章制度的制定中,一切要以病人的健康利益为重。医院因限于技术和设备条件,对不能诊治的病员,由科内讨论或由科主任提出,经医务科报请院长或主管业务副院长批准,提前与转入医院联系,征得同意后方可转院;病员转院,如估计途中可能加重病情或死亡者,应留院处置,待病情稳定或危险过后,再行转院。较重病人转院时应派医护人员护送。

本案卫生院在患者转院时,没有充分认识到患者疾病的严重性,没有安排医护人员护送,显然不符合医院管理的伦理原则,医院服务意识较差,没有尽到责任,对患者的死亡应当负有过错责任。

2. 答:社会主义市场经济条件下,医疗卫生改革必须正确处理好社会效益和经济效益之间的关系,防止片面追求经济效益而忽视了医院的社会责任。这是我国卫生事业发展的要求,也是卫生管理与医院管理的基本伦理原则。

该医院为了追求经济效益购买核磁共振设备,且通过给予开单医生提成等不正当手段,使医院经济收入年增长20%,显然这是通过加重病人经济负担的方式所取得的成果,严重违反了医院管理的伦理原则。对于主管局长而言,明知本市大型医疗设备超标,却依然批准该医院的购买计划,造成医疗资源的严重浪费,违反了卫生资源分配的伦理原则。

第九章

一、选择题

1. B	2. C	3. D	4. C	5. C	6. D	7. B	8. C	9. C	10. D
11. B	12. C	13. B	14. A	15. C	16. D	17. A	18. B	19. C	20. A
21. A	22. A	23. A	24. C	25. C	26. B	27. D	28. B	29. B	

二、思考题

1. 答：安慰剂是给对照组使用的一种外观性状与实验药物完全相同，但不含有药物成分的物质。安慰剂的使用目的是排除受试者主观感觉和心理因素对实验结果的影响。在人体试验中，安慰剂是必不可少的手段。

安慰剂的对照实验是严格限制在不损害受试者利益的范围内，即用于病情较为稳定、在相当时间内不会发生危险、不延误治疗时机及不至于带来不良后果的病人身上。安慰剂虽然没有药理作用，但在心理上确有一定的效果。因而，安慰剂的使用是符合伦理道德的。

2. 答：医学科研的正确动机只能是为了揭示生命的运动及其规律，探索健康的本质及疾病发生、发展与相互转化的规律，找寻保障人类健康、战胜疾病的有效方法和途径。任何出于个人目的、经济目的、政治目的或军事目的等非医学目的的医学科研都是违背科研伦理的行为。

因为造福人类是医学科研伦理的根本原则，是医学科学赖以发展和进步的永恒动力。医学科研的根本目的是探索防治疾病的规律及方法，维护并增进人类的健康。上述动机符合医学目的。

3. 答：有人赞成动物实验，认为它是人体试验的前提，可以避免对人体受试者的不必要伤害；动物实验既有利于人类，也有利于动物。有人反对动物实验，认为动物也有权利不受伤害，无视动物生命是恶的行为；人类不应为了自己的利益而牺牲动物的利益。

我们在进行动物实验时，应尽可能地减少实验动物的使用数量；科学、合理、人道地使用实验动物；积极开展实验动物替代方法的研究和应用；在动物实验中，应将实验动物的惊恐和疼痛减少到最低程度；对动物进行解剖、手术和器官移植时，必须使用有效麻醉；处死实验动物时，必须按照人道主义原则实施安乐死，且不得有其他动物在场；猿类灵长类动物原则上不予处死，实验结束后单独饲养，直至自然死亡；必须保障饲养、运输、管理等环节中善待动物，任何个人和单位不得虐待实验动物。

三、案例分析

答：黄金大米是转基因食品。在转基因食品对人类是否安全还存在争议的情况下，在中国儿童身上做实验是不道德的行为。第一，该实验违背了保护受试者利益的原则。6～8岁儿童在人体实验中处于弱势，人体实验伦理要求，一般情况下尽量不使用儿童受试者。第二，违背了知情同意原则。该研究在获取知情同意过程中存在纰漏，包括对"黄金大米"的转基因属性缺乏明确解释。第三，违背了伦理审查原则。研究项目负责人在未获取相关伦理审查委员会批准的情况下，对研究流程进行了改动并予以实施。

第十章

一、选择题

| 1. D | 2. D | 3. D | 4. A | 5. D | 6. C | 7. C | 8. B | 9. A | 10. A |

| 11. C | 12. D | 13. E | 14. A | 15. B | 16. A | 17. E | 18. C | 19. C | 20. D |

| 21. B | 22. E | 23. C | 24. A | 25. E |

二、思考题

1. 答：脑死亡是指由于某种病理原因引起脑组织缺血、缺氧、坏死，致使脑组织功能和呼吸中枢功能达到不可逆的消失阶段，最终导致病理死亡。脑死亡标准是指临床判断死亡的依据。脑死亡标准的伦理意义：有利于对人的生存权利的维护；有利于医药资源和人力资源的合理利用，减少不必要的医疗支出并减轻患者和家属的痛苦；有利于人体器官移植，满足现代医学对某些活体的需要。

2. 答：从医学伦理的角度，安乐死的目的在于使患者避免死亡时的痛苦折磨，代之以相对舒适和安然的感觉，以改善患者濒死时的自我感觉状态，维护其死亡的尊严。国内外对安乐死的伦理争论主要有两种不同的观点。

一是支持安乐死的观点:①人有生的权利也有选择死亡的权力。②追求高质量的生命和美好的生活是人类共同的愿望,但处于濒死状态的患者病情已不可逆转,且处于不可救治的痛苦之中,与其花费高昂的代价让其痛苦地活着,不如让其舒适、安然、有尊严地死亡,对患者本人是人道主义的体现。③主动结束必然要结束的生命,不仅可以免除患者死亡前的痛苦,也能减轻亲属精神上和经济上的负担,还可以避免社会卫生资源的不必要的消费。

二是反对安乐死的观点:①医生的崇高职责是救死扶伤,医务人员对患者实施安乐死无异于变相杀人。②生命是神圣的,人有生的权利,任何情况下都不能主动促使其死亡,否则就是不人道的。③安乐死可能导致错过三个机会,即患者病情自然改善的机会,继续治疗渴望恢复的机会和可能发现某种新技术新方法而使该病得到治疗的机会。④导致医生"道德滑坡"。

3. 答:(1)临终关怀的伦理道德原则:照护为主的原则、适度治疗的原则、满足心理需要的原则、人道主义的原则。

(2)临终关怀的伦理意义:临终关怀是人道主义在医学领域中的集中体现;临终关怀体现了生命神圣、质量和价值的统一;临终关怀是人类文明进步的一个标志;临终关怀有利于我国计划生育工作的开展。

三、案例分析

答:患者是名医生,自知康复无望且痛苦万分,提出安乐死是可以理解的。但我国对于安乐死尚未立法,患者子女又提出不惜一切代价地抢救,在此情况下医生不能为患者实施安乐死。主管医生应与患者共同探讨减轻痛苦的方法,实施临终关怀。同时应说服患者的儿女,对达不到医学目的的手段不应采取,否则只能加重患者的痛苦。这既有悖患者的心愿,也造成卫生资源的浪费。

第十一章

一、选择题

1. D   2. D   3. B   4. A   5. D   6. D   7. B   8. B   9. D   10. D
11. E   12. E   13. E   14. A   15. A   16. C   17. E   18. B   19. D

二、思考题

1. 答:(1)坚持病人健康利益至上原则。该原则要求在人体器官移植技术的应用中,必须把是否符合患者利益作为医生行为合乎伦理的第一评判标准。

(2)坚持自愿无偿原则。器官移植时医务人员首要考虑的是患者的生命健康需求,只能把恢复患者的健康作为器官移植的首要动机。人体器官捐献应当遵循自愿、无偿原则。公民享有捐献或拒绝捐献的权利。任何人不得利诱、欺骗、强迫他人捐献器官。

(3)坚持知情同意原则。在器官移植的过程中,应尽最大可能保护活体供者的健康利益,慎重选择活体供者。对所有捐献者都应告知实情,做到知情、自愿、同意。医务人员应向活体器官捐献人说明器官摘取手术的风险、术后注意事项、可能发生的并发症及其预期措施等,并与其签署知情同意书。

(4)保密原则。该原则要求从事人体器官移植的医务人员应当对人体器官捐献者、接受者和申请人体器官移植手术的患者的个人信息保密。

(5)坚持公正、公平的分配原则。在器官分配时患者的排序应当符合医疗需要,遵循公平、公正、公开的原则。医务人员应审慎地选择每一个受体,使有限的器官资源得到最佳的利用。

(6)坚持非商业化原则。医务人员在器官移植的过程中要坚决反对器官买卖行为。尊重生命的价值,不得参加有商业化行为的器官移植活动。医生应本着对供者、受者和社会负责的态度,切实履行自己的道德责任,努力减少因器官移植而引发的道德冲突和医疗纠纷。

2. 答:关于在是否克隆人的问题上,世界多数国家表示反对克隆人,并通过法律禁止克隆人的行为。

欧洲多国签署了一项严格禁止克隆人的协议。我国也明确表态,对任何人以任何方式开展克隆人的研究,不赞成,不支持,不允许,不接受。人类后代形成生命时,其遗传因子一半来自父亲,一半来自母亲,父母双方的遗传物质增强了受精卵的酶的活性,创造出独特的基因型和顽强的生命力,发展成独一无二的生命个体。而克隆人来自于单一的遗传性,是一个人的生物复制品,它丧失了基因自由组合的多样化,不利于人类的进化,也违背了生命自然发展规律。同时克隆人的产生会带来家庭伦理关系的错位,人类社会发展的现状无法给克隆出的人以适当的家庭和法律关系的伦理定位。在克隆过程中出现的体细胞提供者、卵细胞提供者、用子宫完成孕育者,这三方女性均可承担,男性在人类繁衍中的作用会受到冲击,导致现今社会发展中的性、婚姻、家庭伦理都会受到冲击。克隆人的安全性也备受质疑,有缺陷的克隆人出现在我们的社会,无益于人类的安全。因此,科学家的行为应是谨慎和负责的。

3. 答:在人体干细胞研究的过程中,由于从成年人的组织中获得的干细胞可塑性低,从胚胎中获得的干细胞潜能大,具有更大的研究价值,所以科研人员在研究中自然要进行胚胎实验或损害胚胎,引起了伦理争议。一种观点认为,人体干细胞研究有助于战胜现代医学中的许多疑难杂症,是一种挽救生命的人道行为,是医学进步的表现。特别是一些科学家,他们深知人类胚胎干细胞的研究价值。认为只要研究人员坚持尊重生命的道德原则,并在严格的管理条件下可利用胚胎进行治疗研究。另一种观点则认为,进行胚胎干细胞研究自然要破坏胚胎,而胚胎是人在子宫内的生命形式,因此反对利用人类胚胎进行干细胞研究和应用,并坚持胚胎就是生命,用其研究和应用都是对生命尊严的侮辱和践踏,支持胚胎干细胞研究,就等于是怂恿他人"扼杀生命",如果大家支持利用克隆人的胚胎进行研究,那么迟早会导致克隆人的现象发生,这是违反伦理的。

三、案例分析

1. 答:(1)这样做不对。应防止商品化行为。

(2)研究机构应遵守干细胞研究的伦理道德规范。即遵守国家的伦理指导;尊重胚胎和捐献者;为他人和社会负责;防止商品化的原则。

2. 答:(1)公正地解决器官分配的问题,按选择标准和程序进行。主要考虑生物学因素,如血缘的亲疏、能引起并发症可能性和患者全身抗体、供受体的各项医学指标的匹配等情况来进行综合评价。

(2)随着器官移植活动的发展,供体短缺的现象越来越多,有限的器官供体与需要移植器官的患者之间存在着明显的供不应求现象。供体分配问题日渐敏感。在国家有关法律出台前,医务人员应承担起相应的道德责任。

第十二章

一、选择题

1. D   2. A   3. D   4. E   5. D   6. B   7. A   8. C   9. A   10. C

11. E

二、思考题

1. 答:医德中的"慎独"是指医务人员在单独工作,无人监督时,仍能坚持医德信念履行医德原则和规范。"慎独"既是一种医德修养方法,也是一种高尚的医德境界。医疗卫生工作直接关系到人的生命,而医务人员的工作常常是在独立操作的情况下进行的,而且专业性强,业务人员很难进行监督,因此很大程度上需要依靠医务人员的自觉性和责任感,"慎独"在医德修养中有着极为重要的作用。

医务人员要自觉地把"慎独"作为一项重要的医德要求,作为保障自己正确履行医德规范的一个重要手段,要培养自己的"慎独"精神,首先要提高认识,自觉重视"慎独"的重要性,只有认识到这一点,并且自觉自愿地提高修养,才能逐步达到"慎独"的境界。其次,要从小处着手,要在"隐"处下工夫。从大处着眼,从小处着手,防微杜渐,集小善成大德;同时还要敢于承担风险,不仅在无人监督的情况下不做坏事,而且在抢救危重患者却又无人讨论、商量时,要积极主动,勇于负责,敢于承担风险,切不可患得患失,犹豫不决,贻误患者的治疗时机。第三,要坚持不懈,持之以恒。"慎独"作为医德修养中一种自我教育的方法和要达到的高尚境界,决非一日之功,要经过长期艰苦的努力才能达到。

2. 答:(1)舆论监督。这是一种直接、快捷、震慑力大、影响面广的医德监督实施方式。在我国有组织、有领导、有目的地形成舆论监督,是构成医德监督的主要组成部分,对医务人员的行为起着积极的导向作用;人们自发形成的舆论监督经常成为前者的必要补充,并受其支配、影响和制约,同样对医务人员的医德发展起约束和导向作用。在多元化价值观念并存的现代社会,加强舆论监督与引导对促进社会主义医德医风建设,有着越来越重要的作用。

(2)制度监督。依据医德原则和规范,建立健全有关医德医风建设的规章制度,使医务人员的行为有章可循,违章必究,奖惩有据,奖罚分明,这是强化约束机制,规范行业行为,加强医德监督的重要措施。目前,不少医院及上级行政领导部门都建立了一系列具体的规章制度,如医疗质量评估考核制度、医德医风考评制度等。这些制度反映了医德建设的要求,为医务人员提供了正确的行为导向,有利于医务人员在规章制度的正确导向和有效约束下,强化医德观念,履行医德义务。

(3)社会监督。社会监督又称群众监督,动员广大人民群众直接参与医学伦理监督,这是近年来医疗卫生部门实施医学伦理监督改革的重要举措。建立完善的监督机制以强化社会监督,是当前搞好医德医风建设的一个重要渠道。各级医疗卫生机构应增加管理的透明度,推行挂牌服务等公开服务承诺制度,建立投诉制度,成立社会监督员等监督组织,建立与社会监督相配套的约束机制,完善社会监督的各项制度。

(4)自我监督。主要是指医务人员以医德原则和规范为标准,自我检查、自我约束、自我改造的过程。在医疗实践中,医务人员的许多工作是在没有他人监督下进行的,社会舆论、规章制度等监督手段是很难直接发生作用的。在这种环境下工作的医务人员主要靠自己的职业良心,靠自己的自控、自律能力来处理各种医德行为。自我监督是医德监督的一个重要方面,是医务人员发挥主观能动性、加强自身修养的重要方式。

三、案例分析

1. 答:(1)张医生的观点错误。首先医学伦理的原则和规范,既是指导医学实践健康发展的需要,也是过往医学实践成功经验的总结,在市场经济背景下,仍然发挥着重要的作用。其次,作为医务人员,必须要有过硬的医疗技术。医务人员要完成防病治病、救死扶伤、保障人民群众身心健康这一根本任务,必须要有过硬的专业理论知识和专业实践能力,这在医学科学迅速发展的今天尤其重要。所以,医务人员必须刻苦钻研技术,奋发进取;医疗卫生管理部门必须重视对医务人员专业知识和专业技能的培训和管理。再次,医疗质量的好坏,不仅取决于医务人员的医疗技术水平,而且还取决于医务人员的医德品质,医德品质和医疗技术水平是做好医疗卫生工作不可缺少的两个基本条件,二者相互依存,相互作用。张医生之所以产生这样的思想,是过分夸大了市场经济条件下不良医德医风现象的存在,忽视了医德建设对医疗工作的重要性,这也从一个侧面反映了当前加强医德教育的迫切性。

(2)李护士的观点正确。"三分治疗,七分护理",护理工作是医疗工作的重要组成部分,医院里的各项工作都离不开护理工作及护理人员的配合,加强护士医德教育和提高护士伦理道德修养同样重要。医德教育具有很强的实践性,必须与临床医疗实践活动紧密结合,才能具体、生动、形象地体现出医德规范的要求,便于受教育者接受。否则,空洞的说教,会让人感到枯燥乏味。理论和实际联系不够紧密,是过去医学伦理教育存在的弊端,也可能是李护士感觉枯燥乏味的一个重要原因。提高医务工作者的医德品质,仅仅靠医德教育是不够的,还必须强调医务人员在医德意识方面的自我剖析、自我教育和自我改造。李护士正是在护理实践中才真正体会到学习医德知识、提高医德水平的重要性,体会到学好医德理论的有效途径。

（3）王科长的观点正确。培养医务人员良好的医德品质，提高医务人员的医德境界，既要有外在的医德教育、医德评价和医德监督，也离不开医务人员的自我教育。医务人员只有主动地将医德原则和规范转化为内心的信念，将他律转化为自律，才能养成自觉的医德行为。

2. 答：（1）医德伦理评价是人们依据一定的医德标准，对医务工作者和医疗卫生单位的职业行为和活动作出道德与不道德的评判。正确开展医学伦理评价，对树立良好的医德医风，促进医德水平的提高，推进社会主义精神文明建设，具有十分重要的意义。

（2）从医学伦理评价的标准来看，本案医护人员的行为符合医学伦理评价中的疗效标准，即医护人员经过仔细监测、迅速报告、密切配合、及时手术，成功挽救了患者的生命，这一行为有利于患者病情的缓解和痊愈。这种行为符合医学伦理的道德要求，是广大医务人员学习的榜样。

（3）从医学伦理评价的依据来分析，好的动机产生好的效果，本案的医护人员所采取的医护手段与目的一致，其行为体现了医护人员具备了良好的道德修养和道德品质。